AGUJAS DE FUEGO

Loram Aguirre O.
loram.acupuntura@gmail.com

ISBN: 9798861739351
Sello: Independently published

AGRADECIMIENTOS

Primero que todo, agradezco a mi primer profesor y director de la escuela chilena de acupuntura, Luis Felipe Martinez, quien me introdujo al camino de la medicina china y a mi abuela Pina Ornani Ramirez, quien fue una de las primeras personas en practicar la medicina china en chile y probablemente la menos conocida, tambien agradesco especialmente a Nicolas Escaffi, medico de medicina china, con quien tuve el gusto de estudiar y compartir un punto de vista diferente de las agujas de fuego.

Por último agradezco a las personas mas importantes, mis pacientes quienes confiaron en mí para restaurar su salud, gracias a ellos pude aplicar la técnica millones de veces y adquirir la experiencia necesaria para escribir este libro.

ÍNDICE

AGRADECIMIENTOS	2
SOBRE EL AUTOR	4
PREFACIO	5
INTRODUCCIÓN	6
NOTAS	6
CAPÍTULO 1 **TÉCNICA, HERRAMIENTAS Y GENERALIDADES**	7
CAPÍTULO 2 **FUNCIONES DE LA AGUJA DE FUEGO**	17
CAPÍTULO 3 **FORMA DE PROCEDER GENERAL**	18
CAPÍTULO 4 **CASOS CLÍNICOS**	22

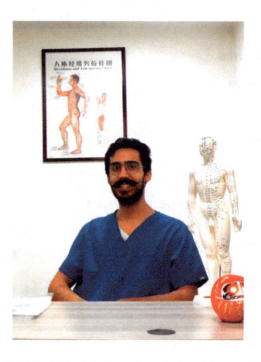

Loram Aguirre C. Estudió derecho y ciencias sociales, luego estudió acupuntura en la Escuela chilena de acupuntura, al finalizar sus estudios de acupuntura obtuvo la acreditación del Ministerio de Salud de Chile. Siguió perfeccionándose en distintas técnicas de acupuntura y medicina China, actualmente se dedica a la práctica clínica, principalmente tratando patologías dolorosas dónde la base de sus tratamientos son, las Agujas de fuego, la Sangría y Acupuntura Tung.

Información para cursos
E-mail: loram.acupuntura@gmail.com
Instagram: @loram.acupuntura

Prefacio

Al momento de escribir esto y gran parte de este libro me encuentro en un viaje por Asia aprendiendo distintas técnicas avanzadas de acupuntura y me doy cuenta de que las agujas de fuego siguen siendo mi técnica favorita.

La primera vez que escuché de la técnica fue en una clase que tuve cuando estudiaba en la escuela de acupuntura, desde ese momento quedé enamorado de la técnica pero al mismo tiempo quedé decepcionado ya que al buscar un libro o a quien me enseñara no pude encontrar nada.

De ahí nace la idea de escribir este libro, dónde comparto todos los conocimientos que fui recopilando y acumulando con el tiempo junto a la experiencia de atender a infinidad de pacientes solo con agujas de fuego.

El camino para aprender la técnica fue largo, tuve que buscar y recopilar información de muchos lugares para llegar al punto en que me encuentro hoy pero puedo decir que valió la pena.

Hoy sigo tan enamorado de la técnica como en un inicio y no hay día que pase dónde no la utilizo, espero que el lector pueda enamorarse de la técnica así como yo y este libro le sea de ayuda para mejorar su práctica clínica y la vida de sus pacientes.

Introducción

En esta obra se encuentra de forma detallada todo lo que se debe saber para poder aplicar la técnica de las agujas de fuego de forma segura y eficaz, desde los materiales que se deben utilizar hasta la forma específica de proceder según el caso particular.

La obra se centra principalmente en la práctica clínica y en el manejo detallado de patologías con agujas de fuego, por lo que si lo que buscas son los mecanismos de acción de cómo funciona la técnica no los encontrarás, pero sí encontrarás el cuándo y cómo aplicar la técnica de tal manera que no te quedará ninguna duda.

Las agujas de fuego son una técnica única con resultados increíbles e inmediatos, sin duda es la técnica más fuerte de la acupuntura pero a la vez es la más peligrosa, por lo que te invito a estudiarlo a detalle y con precaución.

Notas

La técnica de agujas de fuego es una técnica increíble propia de la acupuntura, la cual es considerada una medicina complementaria. Esta técnica no reemplaza la atención médica primaria, en especial la atención de urgencias.

Este libro fue escrito para acupunturistas.

Todo su contenido tanto el texto como las imágenes son propiedad de **Loram Aguirre Crosara** y queda estrictamente prohibida su reproducción total o parcial por cualquier medio digital o impreso sin contar con su autorización expresa.

Agujas de fuego

Las agujas de fuego son tanto una técnica como una herramienta.

Agujas de fuego como técnica

La técnica consiste en utilizar una aguja caliente y enterrarla al rojo vivo en el área de punción.

Existen distintas técnicas de punción y las podemos dividir en 3 clasificaciones principales, la primera clasificación depende del tiempo de retención de la aguja, la segunda clasificación depende de la densidad de punciones por área y la tercera clasificación depende de la profundidad de la punción.

Tiempo de retención de la aguja:

- Punción rápida, esta es la punción más utilizada, consiste en realizar la punción en tan solo un instante, literalmente dura menos de medio segundo.
- Punción lenta o con retención de la aguja, en esta punción se dejan las agujas retenidas por un tiempo determinado, el problema con esta punción es que se corre el riesgo de que la aguja se quede pegada a la carne del paciente y eso genera dolor al retirarla, también tiende a dejar una herida abierta, por otra parte mayormente es una técnica que no aporta grandes diferencias en comparación a la punción rápida .

Densidad de punción por área:

- Punción densa, se realizan muchas punciones una cerca de otra, generalmente se punciona con un centímetro de distancia de separación, pero se puede puncionar aún más cerca, se utiliza en zonas cutáneas.

- Punción dispersa, se realizan punciones con una separación mayor a un centímetro, se utiliza principalmente en fascias y músculos.
- Punción circular, se realizan punciones rodeando un área, se utiliza para herpes zoster, para cerrar heridas, etc.
- Punción simple, se realiza una sola punción, se utiliza para realizar drenajes, para tratar músculo, fascias, tendones y algunas carnosidades o tumoraciones en general.

Profundidad de la punción:

Está es la clasificación más difícil de hacer porque depende del punto de referencia que se tome, en este caso utilicé puntos de referencia estructurales.

- Punción intradérmica o dérmica.
- Punción subcutánea.
- Punción intramuscular.
- Punción ósea superficial.
- Punción intravenosa.
- Punción tendinosa.

A su vez cada una de las punciones anteriores se puede subdividir en superficial media y profunda.

Por regla general todas las punciones se realizan de forma perpendicular.

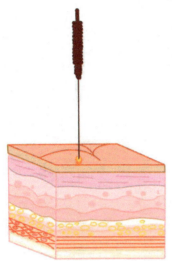

puncion cutanea superficial

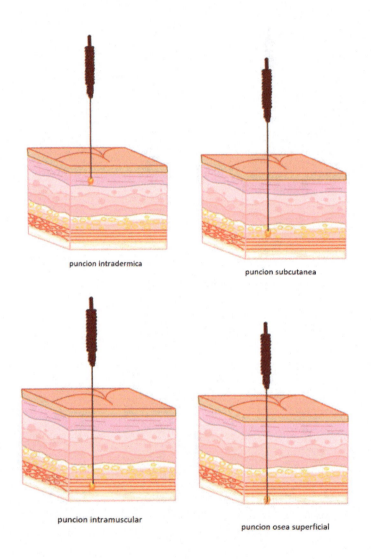

Agujas de fuego como herramienta

En general las agujas de fuego tienen las mismas partes que las agujas filiformes, mango, raíz, cuerpo y punta. En la actualidad las agujas de fuego están hechas de una aleación de tungsteno, eso las hace resistentes al calor, su mango es de cobre trenzado con separaciones para distanciar nuestra mano del cuerpo de la aguja y de esa manera no quemarnos.
Este modelo de agujas es reutilizable y se desinfecta solo con el fuego en cada uso, aún así es recomendable antes de usarla quitar el hollín que pueda haber quedado del uso anterior.
Este tipo de agujas reutilizables tiene diversas medidas y formas, cada una hecha para tratar diversas patologías, en ésta obra trabajaremos con 3 modelos:
- Aguja con punta plana.
- Aguja con punta de espátula o cuchillo.
- Aguja de fuego delgada a gruesa (punta filiforme).

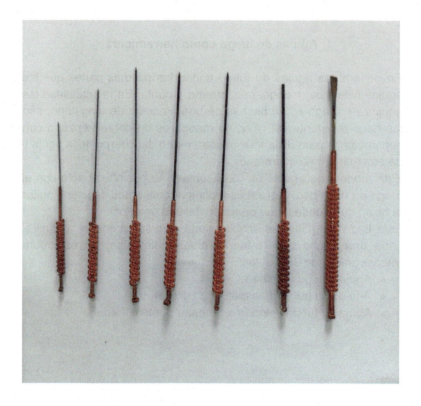

Otro modelo de agujas de fuego es el de las agujas de fuego filiformes, son idénticas a las agujas finas o agujas filiformes típicas de la acupuntura que conocemos pero con una aleación que las hace un poco más resistente al fuego, eso evita que la aguja se doble o se quiebre al momento de puncionar. Este tipo de aguja es desechable pero normalmente es muy difícil de conseguir fuera de Asia.

Por último siempre está la opción de utilizar las agujas filiformes comunes, debe ser mínimo de un grosor 0.30mm, normalmente recomiendo utilizar las de 0.30x 30 ya que son cómodas de utilizar, resisten de una a tres punciones dependiendo de la técnica del acupuntor y son mi opción favorita para no dejar marcas al paciente.

Herramientas básicas para realizar la técnica de agujas de fuego

- Las agujas de fuego.
- Una fuente de calor (por lo general un mechero de alcohol o pinzas con una tórula y alcohol).
- Desinfectante (recomiendo utilizar yodo).
- Algodón o algo para pasar el desinfectante.

Otras herramientas que se podrían necesitar

- Pinzas.
- Gasas.
- Materiales absorbentes.
- Guantes
- Palos de helado.
- Linternas.
- Etc.

Precauciones

- Se debe tener precaución al puncionar el tórax para no ocasionar un neumotórax.
- Se debe desinfectar bien el área a puncionar y alrededores para evitar infecciones.
- Se debe mantener la herida de la punción seca para evitar infecciones.
- Recomiendo utilizar en la mayoría de los casos agujas de 0,30 x 30 o aguja fina para evitar infecciones por la herida de la punción.
- Se debe pedir al paciente que no toque ni esté rascando las heridas de las punciones para evitar infecciones.
- Si las heridas se inflaman no deben tocarlas, en la mayoría de los casos estas se desinflaman solas.
- No se debe utilizar crema ni ningún producto sobre las heridas.
- No se deben exponer las heridas al sol o podrían quedar marcas.
- Al bañarse o ducharse el paciente debe tener precaución de no quitar las costras, al secarse no debe restregar la toalla sobre el sitio de punción, debe secar la zona dando pequeños toques con la toalla o secar con un secador de pelo.
- Hay terapeutas que colocan aceite antes y/o después de la punción , esto no se debe hacer o podrían causar una infección.
- Después de puncionar el paciente debe esperar 24 hrs para bañarse.
- En el improbable caso de que la herida se infecte el paciente debe acudir a la atención médica respectiva.

Contraindicaciones
(Todas las contraindicaciones son relativas)

- Pacientes con miedo a las agujas.
- Pacientes con enfermedades descompensatorias no controladas.
- Pacientes con cáncer.
- Pacientes embarazadas.
- Pacientes de contextura débil.
- Pacientes desnutridos.
- Pacientes con diabetes.
- Puncionar en heridas.
- Puncionar en horganos internos.
- Puncionar en grandes vasos sanguíneos.
- No se debe realizar punción profunda o se dañan los nervios.

Efectos secundarios

- Quemaduras, estaremos trabajando con agujas calientes por lo que cauterizaremos el área de punción.
- Quemaduras no controladas, estaremos trabajando con fuego por lo que pueden haber accidentes.
- Cicatrices, al cauterizar la piel pueden quedar cicatrices, en especial si el paciente rasca la herida o si utilizamos una aguja muy gruesa.
- Aumento del dolor, en ocasiones puede generarse un aumento del dolor, ya sea por una crisis curativa o por un mal diagnóstico.
- Sensación de corriente, esta sensación se puede deber a dos cosas, la primera es la punción de un nervio por realizar una punción muy profunda, esto no debe ocurrir, la segunda

opción es que literalmente la aguja dé corriente al paciente, esto ocurre porque al calentar dos metales como el tungsteno y el cobre juntos se genera electricidad que luego es liberada como una chispa al momento de la punción.
- Sensación de corriente o tirantez prolongadas, esto ocurre al puncionar nervios y es algo que no se debe realizar.
- Sensación de comezón, es normal, es algo que va a ocurrir, dura desde un par de minutos hasta horas.
- Sensación de ardor, es normal, igual que la comezón puede durar de unos minutos hasta horas.
- Sensación de pesadez, es normal, también suele durar unos minutos.
- Moretones, estamos trabajando con agujas por lo que pueden ocurrir.
- sangrado, al puncionar vasos sanguíneos pueden haber sangrados abundantes ya que la aguja cauteriza la zona, normalmente el sangrado se detiene solo.
- Infecciones, si el paciente se rasca, ensucia la herida, se la moja o coloca productos sobre esta es posible que se infecte, lo mejor es pedir al paciente que no se toque la herida hasta el día siguiente dónde ya se podrá lavar y aplicar cremas (debe mantener la herida seca). Otro motivo de infección es la mala higiene del terapeuta particularmente en las herramientas a utilizar y una mala aplicación de la técnica.
- Neumotórax, es algo que no debe ocurrir, solo ocurre con una mala aplicación de la técnica en el tórax.

Características

- Por lo general de efecto inmediato, particularmente con el tratamiento del dolor.
- Requiere de muy pocas sesiones, en la mayoría de los casos con una a tres sesiones es suficiente para dar el alta.
- Solo se realiza una sesión por semana o cada dos semanas.
- La aplicación de la técnica es muy rápida por lo que la sesión solo dura unos pocos minutos.
- Al hacer sesiones cortas podemos ver a varios pacientes en menor tiempo.
- Las agujas son reutilizables y requieren de pocos materiales por lo que no supone un gasto importante de dinero.

Funciones de las agujas de fuego

- Calentar.
- Eliminar estancamiento
- Drenar.
- Crear tejido.

Forma de proceder general a todo tratamiento

La forma de proceder para realizar el tratamiento es la siguiente.

Primero se debe realizar una entrevista principalmente para saber el motivo o causa médica de la consulta, ver si el paciente tiene exámenes médicos, ver si no hay contraindicaciones para realizar la técnica y conocer el área afectada, etc.

Segundo, se debe realizar un examen físico, si es un problema relacionado a una afección tendinomuscular, inicialmente se le pide al paciente que realice movimientos que le ocasionen mayor dolor, nos debe indicar cuál es el movimiento que más dolor le ocasiona, cuanto duele (de preferencia utilizando una escala de dolor de 1 a 10, siendo uno una leve molestia y 10 que ya no puede caminar o realizar movimientos por el dolor) y de dónde hasta dónde llega el dolor, para saber exactamente qué zona abarca.

A continuación continuamos con el examen visual, este puede ser en una camilla o en la posición que más le acomode al terapeuta y al paciente dependiendo del área a examinar. Este examen es muy importante sobre todo para patologías de zonas cutáneas, puesto que estás son inmediatamente visibles, se buscan cambios de coloración en la piel, bultos, heridas, arañas vasculares, venas infladas, etc.

Siguiendo la evaluación se comienza con el examen palpatorio, comenzamos primero de lo más superficial a lo más profundo (si es un problema de zonas cutáneas probablemente se necesite utilizar guantes de examinación),
Comenzamos palpando la piel, buscando bultos que no se veían en el examen visual, hendiduras, raíz de las carnosidades, etc.

Luego palpamos un poco más profundo En el área subcutánea nuevamente en busca principalmente de bultos, también podemos hacer tracción de la piel para buscar adherencias.

Luego palpamos el área muscular inicialmente con una presión leve y luego vamos aumentando la presión para ir más profundo.

Se debe palpar toda la zona de dolor y área circundante con la yema de los dedos, la musculatura se debe palpar en sentido contrario de las fibras musculares y a favor de estas, se debe estar atento a las durezas que se puedan percibir principalmente en el área que el paciente refiere tener afectada y en el recorrido de los canales que atraviesen esa área, si notamos que la musculatura está dura, hay bandas tensas, etc, nos hallamos ante un caso en el que podemos utilizar las agujas de fuego, por el contrario si la musculatura está blanda debemos descartar la técnica.

Finalizamos la palpación en la parte más profunda, los huesos para buscar inflamaciones y reacciones de dolor.

En el caso de que sepamos dónde está la enfermedad no es necesario seguir el examen palpatorio paso a paso, podemos ir directamente al nivel afectado y palparlo, por ejemplo si estamos tratando una verruga no es necesario que palpemos la musculatura, podemos ir directamente a la verruga que se encuentra en la parte más superficial del cuerpo.

Una vez identificadas las zonas a tratar se pueden marcar con un lápiz para que no se nos vaya a olvidar dónde trabajar.

Luego de marcar el área procedemos a desinfectar el área a puncionar, recomiendo desinfectar con yodo para evitar el ardor que genera el alcohol.

Luego de desinfectar se debe elegir la aguja a utilizar (si es un problema tendinomuscular en una primera sesión recomiendo utilizar una aguja filiforme de buena calidad, medidas 0,30 x 30, usar máximo para 3 punciones).

Una vez desinfectada el área y teniendo las agujas, debemos ubicarnos lo más cerca posible del paciente con nuestras agujas y la fuente de calor lista.

La aguja debe estar en nuestra mano diestra, mientras que la fuente de calor en la otra mano.

Procedemos a calentar la aguja hasta que alcance un color blanquecino y realizamos el tipo de punción que corresponda a lo largo de las zonas seleccionadas, la aguja debe tocar la piel, el músculo (pero no debe ir muy profundo o lastimaremos los nervios, los clásicos señalan que la punción debe ser superficial o de lo contrario quemaremos el canal), los tendones, los huesos, según corresponda. La punción debe ser muy rápida y precisa, la aguja debe entrar al rojo vivo, la punción debe durar tan solo un instante, es por esto que es importante ubicarse lo más cerca posible del paciente.

Cómo recomendación para realizar la punción, una vez posicionado cerca del paciente se debe primero mantener la vista en la aguja hasta que se caliente al rojo vivo, luego sin mover la mano, se debe mantener la vista en la zona que se desea puncionar, cuando ya se sienta listo rápidamente se debe realizar la punción. En los clásicos se dice que se debe tener la concentración de alguien que le toma la cola a un tigre, es decir debemos estar tan concentrados como si nuestra vida dependiera de ello.

Para finalizar si hay algún fluido lo limpiamos y desinfectamos la piel, si trabajamos una patología dolorosa pedimos al paciente, que realice un poco de estiramiento suave y que realice los movimientos que le ocasionaron mayor dolor al momento de la evaluación, ya no debería presentar ninguna molestia más que el pequeño ardor o comezón ocasionados por la punción.

En resumen los tejidos a tratar son, piel, fascia, vasos sanguíneos, músculos, tendones y huesos.

A todo lo anterior debemos sumar el conocimiento anatómico del cuerpo, ésta es una técnica extremadamente potente y al mismo tiempo es la más peligrosa dentro de la acupuntura, cuando se halle la zona afectada no se debe puncionar sin antes estar seguro de cuáles son las estructuras específicas en dicha área, de lo contrario podemos generar daños severos e incluso la **muerte** al paciente.

Casos clínicos

1.- Paciente masculino, 32 años, ingeniero comercial, acude a la consulta por dolor en los tendones calcáneos, lleva 6 meses con el dolor , se intensifica por las mañanas al despertar, tiende a cojear y va aliviándose en el transcurso del día mientras se mueve, en escala EVA por las mañanas el dolor es 7/10, durante el día 3/10.

Normalmente juega padel pero últimamente no logra jugar porque el dolor se intensifica demasiado luego de jugar.
Se realizó exámenes y se le diagnosticó una calcificación en la base del tendón Calcáneo

Tratamiento: primera sesión, agujas de fuego 0,30 x 30 en base del tendón calcáneo, punción simple tocando el hueso en la parte más sensible.
El paciente refiere haber sentido como si algo explotara, se le solicita caminar y dice ya no tener dolor, como si algo se hubiese liberado.

Segunda sesión: El dolor del tendón izquierdo desapareció completamente, el dolor del tendón derecho regresó luego de dos semanas pero con menor intensidad, ya no cojea y retomo el pádel.
Se repite el tratamiento y se da el alta.

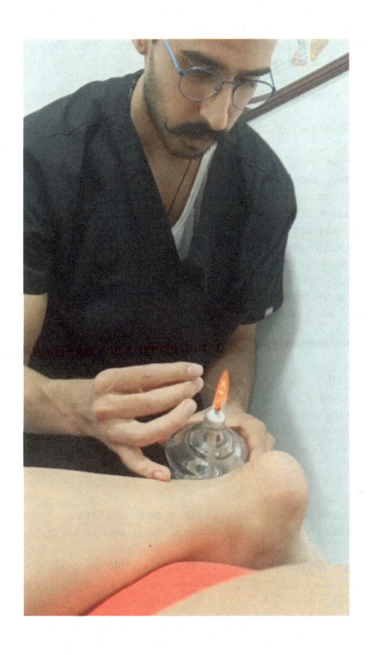

2.- Paciente masculino, 27 años, soldador(viene desde Talca a Santiago para atenderse).

Motivo de consulta: Dolor persistente después de operación de columna.
Cirugías: Platina en tobillo , hernia lumbar l4-l5.

Evolución: Se operó una hernia lumbar entre L4-L5 en septiembre de este año, actualmente los dolores son menos intensos que antes de la operación, antes de la operación nunca quedó sin caminar pero el dolor fue muy intenso, los dolores lumbares fueron desde muy joven por los trabajos intensos que realizó.
En la operación sacaron la hernia.
Después de la operación cuando estuvo en reposo no sintió dolor, pero cuando comenzó a moverse comenzó a sentir las molestias, le cuesta mucho pararse si está sentado mucho tiempo.
Dolor que va y viene cuando está quieto y quiere moverse nuevamente, en ocasiones se mueve y queda paralizado por el dolor.

1ra sesión 10-3
Observaciones: La cicatriz de la operación lumbar es dura por abajo, la musculatura lumbar está tensa.
Tratamiento: Agujas de fuego lumbares y en cicatriz, aguja 0,30 x 30, punción dispersa, intramuscular en lumbares, subcutánea en cicatriz.

2 sesiones 28-3
Observaciones: Se siente mejor, ya puede estar más tiempo en una sola posición, no le cuesta levantarse de la silla ni se queda trabado.
Tratamiento: Agujas de fuego en cicatriz - ventosas móviles y rápidas.
Se da el alta.

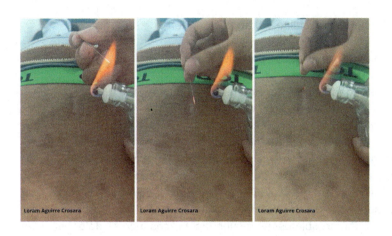

3.-Paciente masculino, 50 años, panadero.

Motivo de consulta: epicondilitis.

Enfermedades: Hipertensión, esofago de barret.
Medicamentos: Enalapril, Omeprazol.
Cirugía: Quiste tiroideo.

Lleva un mes con el malestar, realiza muchos movimientos repetitivos en el trabajo, dolor es fijo, está todo el día desde que se despierta hasta que se duerme, la intensidad varía de EVA 6 a EVA 10 dependiendo de los movimientos que realice, en ocasiones no puede tomar objetos ni mover los brazos por el dolor, el dolor abarca la epitróclea y se irradia al antebrazo, se alivia con calor.

1 sesión 2 de mayo.
Observaciones: EVA 8- al finalizar EVA 2.
Tratamiento: Agujas de fuego codo y antebrazo, punción intramuscular dispersa en recorrido del dolor, aguja 0.30 x 30.

2 sesión 9 de mayo.
Observaciones: El dolor es muy leve, varía de 0 - 2, molesta únicamente en movimiento.
Tratamiento: Agujas de fuego epitróclea y antebrazo.
Al finalizar se eliminó completamente el dolor.
Se realiza seguimiento durante dos semanas pero el dolor no regresó, se da el alta.

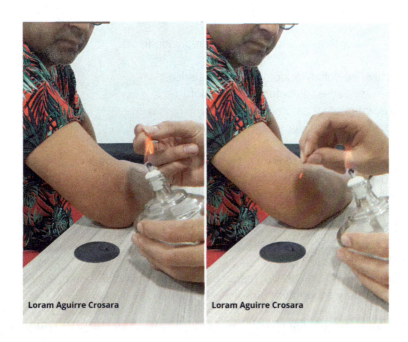

4.- Paciente masculino, 49 años, empleado fiscal.

Motivo de consulta: dolor lumbar y ciática.
Enfermedades: diabetes, hipertensión.
Medicamentos: dafornil, balastar.
Lesiones: Hernia lumbar(no recuerda donde).

Evolución: Lleva años con las molestias, hace años le inyectaron algo y el dolor desapareció, ahora el dolor regresó hace 4 semanas, trabaja manejando. El dolor va y viene comienza en la espalda y baja hasta la pantorrilla.

1 sesión 21 de abril
Observaciones:
Tratamiento: agujas de fuego lumbares, punción dispersa, aguja 0,30 x 30 y acupuntura umbilical.

2 sesión 28 de abril
Observaciones: Sin dolor, solo siente una leve molestia por las tardes.
Tratamiento: Agujas de fuego lumbares, punción dispersa, aguja 0,30 x 30 y acupuntura umbilical.

3 sesión 5 de mayo
Observaciones: No hay dolor, se da el alta, próximo control en un mes.
Tratamiento: Agujas de fuego lumbares, punción dispersa, aguja 0,30 x 30 y acupuntura umbilical.

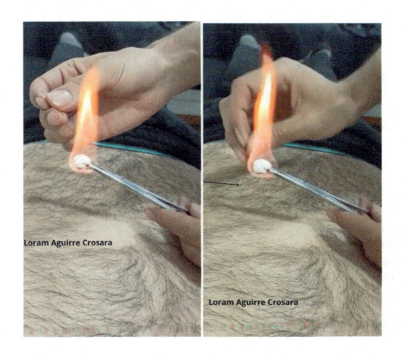

5.-Paciente masculino, 42 años, funcionario público.

Motivo de consulta: Fibromialgia.
Enfermedades: Fibromialgia, ansiedad.
Medicamento: Alprazolam (ansiolítico), Paracetamol.
Cirugía: Apendicitis.
Lesiones: Fractura de meñique pie, hernia l5-S1, discopatia cervical.

Evolución: Lleva 20 años con el malestar, siempre del lado izquierdo del cuerpo.
Comenzó con un dolor de cabeza fuerte a los 18 años, años después el dolor se fue a la musculatura, cara, cuello, hombro y espalda alta.
Ansiedad, se siente muy nervioso, sobre todo por los espacios reducidos.
Duerme mal , salta por las noches, siempre está cansado.

Lengua: Púrpura, sin saburra en los costados, contracturada.

1 sesión 6 de marzo
Observaciones: Dolor general en la mitad del cuerpo.
Tratamiento: Acupuntura de mejillas- ventosas móviles en espalda.

2 sesión 17 de marzo
Observaciones: Al salir de la sesión pasada sintió un gran alivio del dolor general, el dolor no regresó con la misma intensidad de antes, se concentra más en la zona lumbar.

Tratamiento: Acupuntura umbilical, Shen men auricular- agujas de fuego lumbares, punción dispersa, agujas 0,30x30 (él las solicito y la evaluación lo permitía).

El dolor se eliminó, se dio el alta.

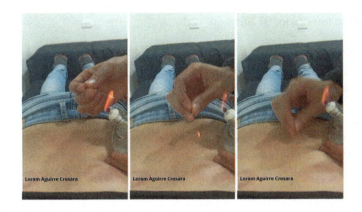

6.- Paciente femenino, 67 años, jubilada.

Motivo de consulta: Ciatalgia.
Cirugía: Histerectomía.
Enfermedades: Epoc , hígado graso, depresión.

Notas: se ahoga no tiene fuerza en los pulmones.
Crisis de pánico una vez por semana.
Toda la familia es operada de columna.
Pecho apretado , si se acuesta de espalda se ahoga .
No se puede acostar boca abajo.

Evolución:
Nervio ciático: Hace más de 30 años que debía operarse pero no lo hizo, desde entonces siempre tuvo dolor y lo controló con medicamentos, ahora desde hace 4 meses que tiene mucho dolor, EVA 10/10, al caminar arrastra el pie y está encorvada, se ve muy alterada y a punto de llorar.

Lengua: Púrpura , sin saburra en los costados , ancha.

1 sesión 27-12
Observaciones: Al palpar tendinomuscular de vejiga se siente mucha rigidez en zona lumbar, enfocar tratamiento en L4 -L5-S1- al usar acupuntura de mejilla el dolor bajo, al usar YNSA se eliminó, al final de la sesión logró caminar normal, ya no estaba encorvada ni arrastraba el pie.

Tratamiento: Acupuntura de mejillas, YNSA puntos D y F.

2 sesión 3-1
Observaciones: La intensidad regresó durante la tarde después de la primera sesión.

Tratamiento: Acupuntura umbilical- acupuntura tradicional: V23-V25-R7-vV0-V37.
Observaciones: Al finalizar el dolor disminuyó.

3 sesión 7-1
Observaciones: en la tarde comenzó con dolores en la espalda muy intenso, actualmente persiste con el dolor pero ahora es menos intenso, continúa con malestar en la pierna, dolor y hormigueo pero ya no arrastra el pie al caminar.

Tratamiento: Acupuntura Tradicional: R7-V40-V37-V23-V20,Vb30- YNSA puntos D y F.

4 sesion 11-1
Observaciones: Siente mejor la espalda, como si se hubiese estirado se le ve caminar mejor, aun tiene dolor en la pierna.

Tratamiento: Puntos Ashi lumbares, acupuntura tradicional: V37-V40-V56.

5 sesion 25-1
Observaciones: Después de la sesión el dolor se eliminó, pero fue de vacaciones, subió un cerro y sintió que algo se movió en su espalda y el dolor regresó.

Tratamiento: Puntos Ashi lumbares, Acupuntura tradicional: V37-V40-V56- agujas de fuego lumbares punción dispersa, agujas 0,30x30.
Al finalizar la intensidad del dolor bajo.

6 sesion 1-2
Observaciones: Volvió casi sin dolor, dice que después de las agujas de fuego se sintió mucho mejor.

Tratamiento: Agujas de fuego lumbares, acupuntura tradicional: Vb34-Vb39.
El dolor se eliminó.

A las 2 semanas me contactó, me dijo que había salido de paseo y el dolor no había regresado.

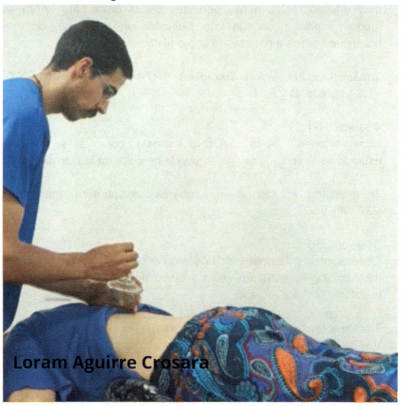

7.- paciente femenino, 72 años.

Motivo de consulta: Tendinosis del supraespinoso con desgarro de espesor parcial, intrasustancia, bursitis subacromio-subdeltoideo.(1 - 6-2022).
Enfermedades: Artrosis cervical.
Medicamento: tramadol, Paracetamol, Zopiclona.

Evolución: se cayó y comenzó con dolor de hombro, no puede mover el brazo. se cayó el 11 de marzo, se ha tratado con kinesiología, punción seca y masajes aun así el dolor es muy intenso y no logra levantar los brazos. EVA 8/10.

Lengua: Roja, saburra blanca

1 sesión 8-11
Observaciones: Al tratar de manipular el hombro, se colocaba rígida por lo que no se pudo realizar tuina.

Tratamiento: H3-Ig4- sangría en hombros- moxa en hombros.
Al finalizar se logró recuperar parte de la movilidad .

2 sesion 15-11
Observación: Estuvo al día siguiente después de la sesión con poco dolor, después gradualmente comenzó a regresar; no duerme por las noches.

Tratamiento: JS15-VB21-V18-H3-V12-electro en hombro.

3 sesión 22-11
Observaciones: Se siente un poco mejor, aun le duele.

Tratamiento: R3-V12-Ig 4- ventosas móviles- sangría hombro y trapecio.

4 sesion 29-11
Observaciones: Se siente un poco mejor, ha recuperado movilidad; EVA 7.

Tratamiento: R3-Vb 20-Vb 21-Sj15-Ig 14-ventosas fijas-electro en hombro.

5 sesión 20 -12
Observaciones: Sigue con molestias pero menos intensas, puede dormir sin pastillas, ya puede trabajar; Ya puede levantar los brazos.

Tratamiento: Agujas de fuego dispersa en trapecio y deltoide, aguja 0,30 x 30- acupuntura tradicional: vb21-vb20.
Al finalizar el dolor prácticamente desapareció, la aguja de fuego soltó la musculatura y alivio el dolor local; la movilidad es casi completa, solo le cuesta llevar los brazos a la espalda.

6 sesion 10-01
Observaciones: No hay dolor, la movilidad es completa.

Tratamiento: Agujas de fuego dispersa en trapecio y deltoide, aguja 0,30 x 30.
Se da el alta.

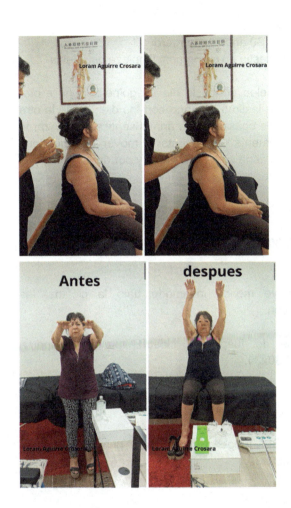

8.- Paciente masculino, 30 años, enfermero.
Motivo de consulta: Molestia en mano post limpieza quirúrgica.

Evolución: Tuvo una pelea donde le dio un golpe de puño a otra persona en la boca, se lastimó la mano con los dientes de la otra persona lo que después ocasionó una artritis séptica, le realizaron aseo quirúrgico, actualmente hay malestar al mover la mano, tiene una cicatriz morada, la zona se ve inflamada y por debajo de la piel se ve tejido hipertrofiado.

1 sesión
Tratamiento: agujas de fuego en cicatriz, punción dispersa subcutánea, aguja 0,30x30.

2 sesion
Observaciones: se ve menos inflamado bajo la cicatriz, las molestias disminuyeron.

Tratamiento: agujas de fuego en cicatriz, punción dispersa subcutánea, aguja 0,30x30.

3 sesion
Observaciones: prácticamente no hay molestias.

Tratamiento: agujas de fuego en cicatriz, punción dispersa subcutánea, aguja 0,30x30.

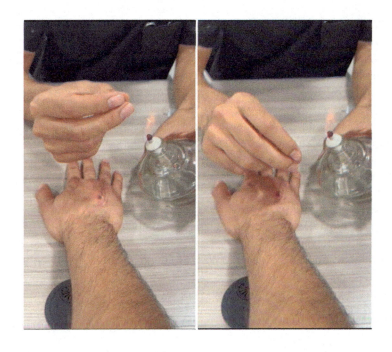

9.- Paciente masculino.
Motivo de consulta: Fascitis plantar pie izquierdo.

Evolución: Hace un año tuvo una fascitis plantar, realizó tratamiento con traumatólogo y luego de tres meses el dolor se fue. Actualmente el dolor regreso, está concentrado en el talón y se irradia a la planta del pie, es un dolor intenso por las mañanas y durante la tarde, duele más cuando camina y cuando corre.
Al palpar refiere tener más dolor en el borde del talón y parte del tendón calcáneo.

1 sesión 25 de enero
Observaciones: Dolor en talón y calcáneo a la palpación.

Tratamiento: agujas de fuego, 0,30 x 30, punción simple en talón y tendón calcáneo.
dijo sentir como si se hubiese reventado un glovo, al pedirle que camine ya no siente dolor.

2 sesión 1 de febrero
Observaciones: Solo queda una leve molestia ocasional, ya puede correr.

Tratamiento: Agujas de fuego, 0,30 x 30, punción simple en talón y tendón calcáneo.
Se da el alta.

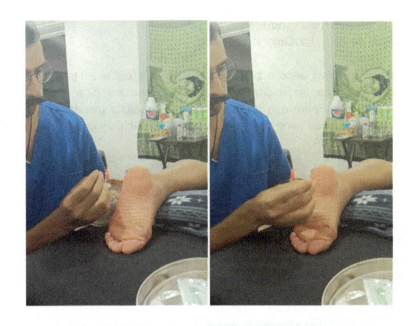

10.- Paciente masculino.
Motivo de consulta: Dolor de espalda.

Evolución: Lleva años con malestares en la espalda , mas por el tórax, al realizar inspección visual detectó cicatrices, dice que son por puñaladas pero que no le molestan, al realizar palpación veo que las cicatrices tiene una parte gruesa por debajo y coincide con las zonas de dolor.

1 sesión
Observaciones: Cicatrices de color extraño en el torax, durezas bajo las mismas.

Tratamiento: Agujas de fuego, aguja media, punción densa intradérmica, punción simple subcutánea.
Al finalizar el dolor de espalda se eliminó.

2 sesión
Observaciones: el dolor no regresó.

Tratamiento: Agujas de fuego, aguja mediana, punción densa intradérmica, punción simple subcutánea.
Se da el alta.

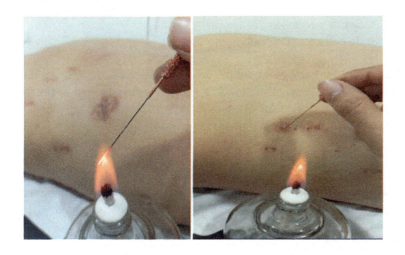

11.- Paciente masculino.
Motivo de consulta: Dolor en hombro.

Evolución: El hombro comenzó a doler después de una caída jugando a la pelota, la molestia la siente cuando mueve el brazo hacia atrás, es un dolor que viene y va muy rápido, también lo siente cuando se levanta, dura 20 minutos.

1 sesión

Tratamiento: Aguja de fuego en deltoide, punción simple en zonas sensibles y con bandas tensas, aguja 0,30 x 30, estiramientos.
Al finalizar se sentía mejor.

2 sesión
Observaciones: El dolor del hombro se alivio en un 90%.

Tratamiento: Aguja de fuego en deltoide, punción simple en zonas sensibles y con bandas tensas, aguja 0,30 x 30, estiramientos.
El dolor se eliminó completamente, se da el alta.

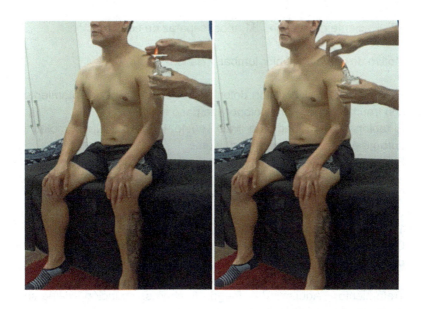

12.- Paciente masculino, 31 años, capataz de construcción.

Motivo de consulta: Dolor lumbar y ciático.

Evolución: lleva 1 año con dolor, anteriormente realizó tratamiento con traumatólogo y kinesiólogo y se pasó el dolor.
El dolor regresó hace un mes, duele todos los días, molesta durante el día, al comenzar a moverse.
EVA: varía de 0 a 6.

Lengua: Roja, sin saburra, agrietada.

1 sesión 6 de abril.
Observaciones: Musculatura lumbar tensa, vértebras lumbares con poco espacio.

Tratamiento: Agujas de fuego lumbares, punción dispersa intramuscular, aguja 0,30x30.
el alivio del dolor fue inmediato.

2 sesión 28 de abril
Observaciones: Después de la sesión anterior el dolor se fue, ahora siente algunas molestias más en la cadera por delante.

Tratamiento: Agujas de fuego lumbares- ventosas fijas lumbares.
el dolor se fue y no regresó.

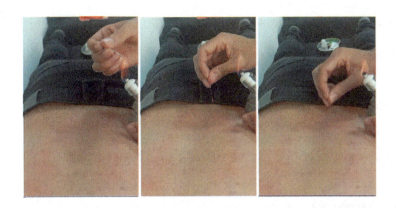

13.-Paciente masculino, 41 años, taxista.

Motivo de consulta: Dolor crónico lumbar.
Lesiones: Hernia lumbar - espondilosis lumbar.

Evolución: tuvo covid, después del covid sintió molestias en la parte alta de la espalda, luego el dolor comenzó a bajar hasta quedar en las lumbares, fue a 10 quiroprácticos y no tuvo ningún alivio.
Actualmente el dolor es fijo, la intensidad del dolor se mantiene en EVA: 7.

Lengua: púrpura , hinchada, dentada.

1 sesión 17 de febrero.
Observaciones: Comenzamos la sesión con EVA 6. Al puncionar inmediatamente se fue el dolor.

Tratamiento: Agujas de fuego lumbares, punción dispersa intramuscular, aguja 0,30x30.
El dolor no regresó.

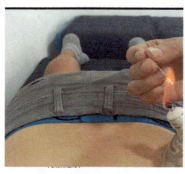 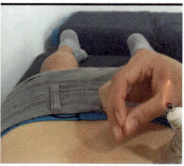

14.- Paciente masculino, 25 años, enfermero.

Motivo de consulta: Alopecia areata.

Evolución: Aproximadamente hace un año al cortarse el pelo se dio cuenta de que tenía una zona semicircular sin pelo sobre la patilla, desde entonces continúa igual.
Al indagar me comenta que tiene mucho estrés por el trabajo.

Lengua: Pálida.
Apetito sexual: Poco.
Observaciones: Sobre la patilla derecha tiene una zona completamente sin pelo, es un círculo con radio aproximado de 3cm, la piel es pálida y no presenta anomalías además de no tener pelo.

1 sesión 5 de enero
Tratamiento: Agujas de fuego en zona sin pelo, punción densa dérmica superficial.

Observaciones: Al finalizar la piel estaba de un color rojizo.

2 sesión 14 de enero
Tratamiento: Agujas de fuego en zona sin pelo, punción densa dérmica superficial, agujas 0,30x30.

3 sesión 3 de febrero
Observaciones: Comenzaron a salir pelos finos.

Tratamiento: Agujas de fuego en zona sin pelo, punción densa dérmica superficial.

4 sesión 20 de febrero
Observaciones: Tiene más pelos que la vez pasada.

Tratamiento: Agujas de fuego en zona sin pelo, punción densa dérmica superficial.

5 sesión 16 de marzo:
Observaciones: Tiene más pelos pequeños creciendo, los que salieron al inicio ya están casi del grosor de un pelo normal.

Tratamiento: Agujas de fuego en zona sin pelo, punción densa dérmica superficial.

15.- Paciente femenino, 43 años, tatuadora.

Motivo de consulta: Neuralgia del nervio pudendo.

Operaciones: Histerectomía total.

Evolución: A principios de año se realizó la histerectomía total, a las 3 semanas aproximadamente se estaba duchando y sintió un fuerte dolor desde la vajina hasta debajo del ombligo, al palparse la vajina noto que tenia una bola, desde entonces siente un ardor fuerte entre el ano, la vajina y el abdomen donde esta la cicatriz.
El dolor es tan fuerte que está dispuesta a que le realicen punciones cerca de la zona genital.
La intensidad del dolor varía, de 5 a 10 en escala EVA.

1 sesión
Observaciones: Al palpar el abdomen dijo que no sintió nada, perdió la sensibilidad hasta donde tiene la cicatriz de la operación.
Comenzamos la sesión con EVA 8.

Tratamiento: Acupuntura de mejillas- agujas de fuego en cicatriz, punción intradérmica densa, aguja fina y punción dispersa subcutánea con aguja fina.
Al usar acupuntura de mejillas el dolor disminuye a EVA 4, al usar agujas de fuego el dolor se eliminó por completo.

2 sesión
Observaciones: El dolor ya no regresó al abdomen, ahora solo se concentra en la parte genital.

Tratamiento: Agujas de fuego en los agujeros del sacro, punción simple con aguja simple.

El dolor se eliminó luego de las punciones.

3 sesión:
Observaciones: el dolor sigue disminuyendo, aún se concentra en la zona genital.

Tratamiento: Acupuntura de mejillas- agujas de fuego en agujeros del sacro se retienen las agujas durante 20 minutos, agujas 0,30x30.

4 sesión:
Observaciones: Se sintio muy bien, el dolor no subia de EVA 3, pero tuvo relaciones sexuales y el dolor volvio a incrementar.

Tratamiento: Acupuntura de mejillas- agujas de fuego en agujeros del sacro se retienen las agujas durante 20 minutos, agujas 0,30x30.

5 sesión
Observaciones: Ya casi no hay dolor, la tensión que se sentía en las paredes vajinales ya casi no está.

Tratamiento: Acupuntura de mejillas- agujas de fuego en agujeros del sacro se retienen las Agujas durante 20 minutos, agujas 0,30x30.
Se recomienda comenzar a realizar estímulos suaves en la vajina utilizando los dedos o algún juguete sexual para readaptar los tejidos.

6 sesión
Observaciones: Ya casi no hay molestias.

Tratamiento: Acupuntura de mejillas- agujas de fuego en agujeros del sacro, agujas 0,30x30.
Se recomienda seguir estimulando la vajina de forma manual, se da el alta, próximo control en un mes.

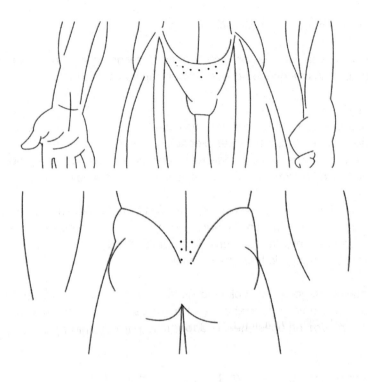

16.-Paciente masculino, 38 años, chef.

Motivo de consulta: Dolor lumbar lado derecho, ciática derecha, desde el glúteo al hueco poplíteo- dolor trapecio derecho.

Evolución:
Trapecio: Lleva años con el malestar,ha estado por épocas, actualmente está fijo, al hacer ejercicios le duele, al usar mochilas también duele y el dolor puede estar por meses. en ocasiones no puede mover la cabeza por el dolor. la intensidad del dolor varía.

Lumbar: Siempre que realiza deporte siente molestias en la parte final de la espalda, en octubre sintió un dolor fuerte que se irradiaba hasta el perineo.neuralgia nervio pudendo.
El dolor del perineo lo trato, ya no duele.

Al estar sentado siente dolor de glúteo por el costado VB, luego comienza a doler hasta abajo (el dolor es fijo pero aumenta al estar sentado), en ocasiones se duerme el pulgar del pie.

1 sesión 17-8
observaciones: trapecio EVA 4, glúteo y pierna EVA 4.
Al puncionar la intensidad del dolor inmediatamente bajó y se concentró cerca del sacro.

Tratamiento: Acupuntura tung

2 sesion 21-8
Observaciones: El trapecio mejoro, solo siente un pequeño pinchazo al girar el cuello, la intensidad del dolor del glúteo y la pierna continúan igual que antes.
EVA 4.

Al palpar el sacro hay puntos dolorosos, al palpar más a lateral noto que la zona está tensa, refiere tener más dolor que en los puntos del sacro.

Tratamiento: Agujas de fuego en el borde del glúteo en toda la zona de dolor, aguja 0,30 x 30, punción dispersa. Se realizan estiramientos.

El dolor desapareció por completo, dice que después de muchos años es el primer día en el que no siente dolor.

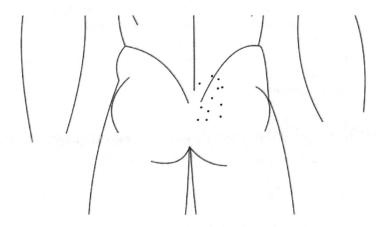

17.-Paciente femenino, 43 años, químico farmacéutico.

Motivo de consulta: Fascitis plantar.

Enfermedades: Hipertensión, diabetes.
Medicamentos: Hipoglicemiante, valsartán 80, ketoprofeno 150, anticonceptivos y gemfibrozilo.

Lesiones: Fascitis plantar más bursitis leve.

Evolución: Lleva desde el verano con el malestar, se infiltró en mayo, lleva 5 sesiones con kine, después de la infiltración el dolor fue peor, luego fue disminuyendo, ahora volvió el dolor donde le infiltraron.

Dolor lumbar leve.

1 sesión 10-6
Observaciones: Al puncionar lumbar el dolor se alivió, al puncionar el pie se incrementó y luego disminuyó más que antes.

Tratamiento: Agujas de fuego lumbar y pies - ventosas móviles en pie.

2 sesión 22-6
Observaciones: Siente mucho alivio, ya casi no molesta, se tomará una pausa y luego regresará a control.

Tratamiento: Agujas de fuego lumbar y pies - ventosas móviles en pie.

4 sesion 21-8
Observaciones: El pie está molestando pero con menor intensidad, ya puede utilizar distintos tipos de calzado.

Tratamiento: Agujas de fuego en pie y lumbares- sangría en orejas zona de hígado (salió mucha sangre) y pies.
Se fue sin dolor, regresará más adelante para otro control.

18.- Paciente masculino, 32 años, bartender.

Motivo de consulta: Dolor cervical.

Evolución: Lleva meses con molestias en el cuello, es muy alto y en su trabajo está todo el tiempo parado mirando hacia abajo eso le produce dolor.

Al palpar el trapecio por los hombros noto tensión como unas bolas, hay una banda tensa en el cuello también por el trapecio, al bajar noto que la musculatura dorsal también está tensa, se ve una pequeña "montaña".

1 sesión
Observaciones: Al finalizar la sesión sintió como si se liberara de un peso.

Tratamiento: Agujas de fuego dispersas por la musculatura dorsal en zonas de tensión,
punción simple en bolas del trapecio- ventosas fijas en trapecio y dorsales.

Se indica regresar para realizar mantenimientos cuando estime conveniente.

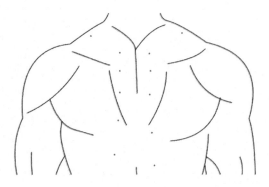

19.-Paciente femenino, 39 años, contador.

Motivo de consulta: Hombro encapsulado.

Enfermedades: Psoriasis.

Evolución: Lleva varios memes con el hombro inmobil, tuvo una caída y le golpeó el hombro, eso le ocasionó mucho dolor y le imposibilito levantar el brazo, actualmente ya no duele tanto, solo duele en algunas posiciones pero no puede levantar el brazo.

1 sesión
Observaciones: Al palpar la musculatura alrededor del hombro se nota tensa, al palpar el deltoide anterior genera dolor irradiado hasta el bíceps.
No logra acostarse boca abajo porque le ocasiona dolor, boca arriba tiene que tener el brazo apoyado.

Tratamiento: Agujas de fuego en trapecio, dorsales, escápulas, deltoide anterior, medio y posterior, aguja 0,30 x 30, punción dispersa, ventosas fijas, estiramientos.

Al finalizar la sesión el rango de movimiento fue un poco mayor.

2 sesión
Observaciones: El dolor continua la intensidad es un poco menor, bajo la frecuencia con la que toma analgesicos.

Tratamiento: Agujas de fuego en trapecio, dorsales, escápulas, deltoide anterior, medio y posterior, aguja 0,30 x 30, punción dispersa, ventosas fijas, estiramientos.

3 sesión

Observaciones: El rango de movimiento es un poco mayor, lo que más cuesta es llevar el brazo hacia atrás, como si quisiera abrochar el brasier.

Tratamiento: Agujas de fuego en trapecio, dorsales, escápulas, deltoide anterior, medio y posterior, aguja 0,30 x 30, punción dispersa, ventosas fijas, estiramientos con las ventosas puestas y sin las ventosas.

4 sesión
Observaciones: Ya no está tomando medicamentos para el dolor.

Tratamiento: Agujas de fuego en trapecio, dorsales, escápula, deltoide anterior, medio y posterior, aguja 0,30 x 30, punción dispersa, ventosas fijas, estiramientos con las ventosas puestas y sin las ventosas.

5 sesión
Observaciones: Ya puede realizar elevaciones frontales, aún le cuestan las laterales.

Tratamiento: Agujas de fuego en trapecio, dorsales, escápula, deltoide anterior, medio y posterior, aguja 0,30 x 30, punción dispersa, ventosas fijas, estiramientos con las ventosas puestas y sin las ventosas.

6 sesión
Observaciones: Ya puede realizar elevaciones laterales aunque con dificultad.

Tratamiento: Agujas de fuego en trapecio, dorsales, escápulas, deltoide anterior, medio y posterior, aguja 0,30 x 30, punción dispersa, ventosas fijas, estiramientos con las ventosas puestas y sin las ventosas.

7 sesión
Observaciones: En general ya puede mover mucho mejor el brazo y casi no hay dolor, lo que más le cuesta es mover el brazo para atrás, aún no puede desabrochar el brasier.

Tratamiento: Agujas de fuego en trapecio y deltoide anterior, aguja 0,30 x 30, punción dispersa, ventosas fijas, estiramientos con las ventosas puestas y sin las ventosas.

8 sesión
Observaciones: Le quedan pocos centímetros para alcanzar el brasier.
se dejan estiramientos para la casa.
tratamiento: agujas de fuego en trapecio y deltoide anterior, aguja 0,30 x 30, punción dispersa, ventosas fijas, estiramientos con las ventosas puestas y sin las ventosas.
ya logra tocar el brasier con ayuda.

9 sesión
Observaciones: Prácticamente no duele nada, solo siente una leve molestia.
Tratamiento: Agujas de fuego en trapecio y deltoide anterior, aguja 0,30 x 30, punción dispersa, ventosas fijas, estiramientos con las ventosas puestas y sin las ventosas.

10 sesión
Observaciones: En general ya no duele y el rango de movimiento es casi completo, lo único que cuesta aún es alcanzar el brasier, le quedan un par de centímetros.
Se indica continuar con los estiramientos en casa y se da el alta, próxima revisión en un mes.

Tratamiento: Agujas de fuego en trapecio y deltoide anterior, aguja 0,30 x 30, punción dispersa, ventosas fijas, estiramientos con las ventosas puestas y sin las ventosas.

11 sesión

Observaciones: Ya está totalmente recuperada, continuó realizando estiramientos durante todo el mes y con eso logró retomar el rango completo de movimiento.

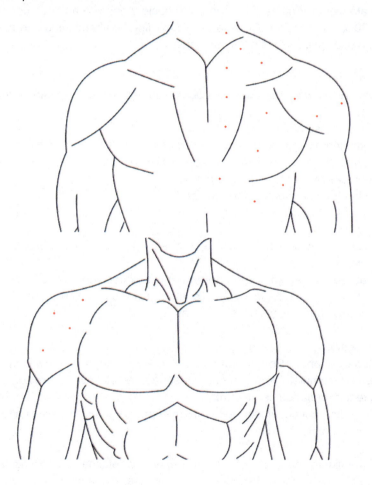

20.- Paciente femenino, 42 años, técnico en atención de párvulos.

Motivo de consulta: Dolor lumbar, ciática derecha.

Lesiones: Discopatías lumbares con protusiones y otros, sinovitis, rotura anular l5-S1.

La familia sufre de columna.

Evolución: Lleva 2 años con los dolores, se ha visto con cirujano especialista en columna, se está tratando con kine, está en la segunda semana, le indicaron realizar 10,
El dolor va del glúteo a toda la pierna.

EVA : 8 (el dolor varía).

1 sesión 17-8
Observaciones: EVA 6 - los 6 del hombro y ling gu aliviaron el dolor. el adormecimiento fue aliviando de forma progresiva.

Tratamiento: Acupuntura tung, sangría lumbar.

2 sesion 21-8
Observaciones: Estuvo bien dos días, después el dolor regresó muy fuerte por 2 días. Al palpar las lumbares se nota la musculatura muy tensa, en especial el lado derecho, al subir al área dorsal se nota una bola.

Tratamiento: Acupuntura tung- agujas de fuego en lumbares y final de dorsales, punción dispersa, aguja retenida, agujas 0,30 x 30.

El dolor se fue completamente.

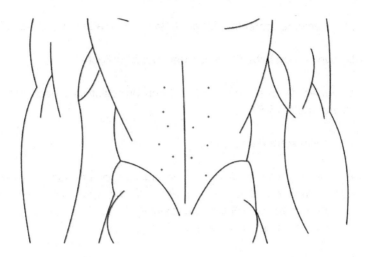

21.- Paciente femenino, 52 años.

Motivo de consulta: Ruptura manguito rotador derecho.
Enfermedades: Hipertensión.
Medicamentos: Losartán.
Lesiones: Rotura total del supraespinoso, edema óseo subcortical en troquiter humeral, tendinosis de infraespinoso, tendinitis subescapular, tendinosis bicipital intraarticular, bursitis subacromio subdeltoidea, derrame articular glenohumeral.

Otros: dedo gatillo pulgar, caída de cabello.

Evolución: Estaba realizando pres de hombros y sintió un dolor fuerte, continuó haciendo ejercicio, al llegar a la casa el dolor incremento, al dia siguiente fue al médico, le detectaron ruptura del manguito rotador, actualmente no puede levantar el brazo, está con kinesiólogo, asistió 2 veces con otro acupunturista pero quedó decepcionada porque después de la primera sesión el dolor regresó de inmediato y en la segunda sesión no vio ningún avance.

1 sesión 17-8
Observaciones: al usar tung el dolor se fue de inmediato y la movilidad regresó casi por completo.

Tratamiento: Acupuntura tung- sangría en hombro, trapecio y dorsal.

2 sesion 23-8
Observaciones: El dolor es menos intenso, ya puede apoyar el hombro al dormir, el rango de movimiento aumento. no se ha vuelto a engatillar el pulgar.

Tratamiento: Agujas de fuego en deltoide lateral, trapecio (el rango de movimiento en elevación frontal aumento) escápula, deltoide

posterior, espacio interescapular y triceps(el rango de movimiento de elevación lateral regresó por completo).
Agujas 0,30 x 30, punción dispersa intramuscular.
Al usar agujas de fuego la movilidad regresó completamente y quedó sin dolor.

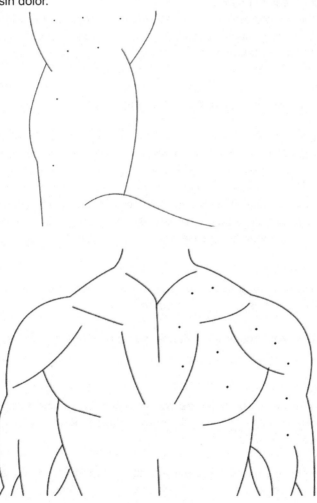

22.- Paciente masculino, 47 años, empleado público fuerza aérea.

Motivo de consulta: Paratendinosis tendón calcáneo.

Operación fijación lumbar : l4-l5-s1.

Lleva años con malestar en tendones calcáneos desde su juventud, se ha realizado varios tratamientos a lo largo de los años, el último tratamiento fue hace más de un mes, no ha tenido alivio.
Al hacer ejercicio no duele, al caminar comienza a doler, al estar quieto también molesta.
En ocasiones el dolor es tan intenso que le impide caminar.
Se observa un bulto en los tendones, en especial el izquierdo, al palpar refiere tener dolor, al palpar suavemente duele y al aumentar la presión el dolor aumenta mucho.

1 sesión 25-8
Observaciones: El alivio fue inmediato.

Tratamiento: Agujas de fuego 2 punciones por cada tendón calcáneo, aguja 0,30 x 30, solo se toco el tendón de forma superficial.

23.-Paciente masculino, 37 años, cocinero.

Motivo de consulta: Dolor cervical y dorsal.

Evolución: Lleva años con malestares en el cuello, al girar la cabeza siente algo tirante, si lo fuerza comienza a doler, el dolor está en el espacio interescapular.

Al palpar se nota una banda tensa del lado izquierdo del espacio interescapular.

1 sesión 25-6
Observaciones: El alivio fue inmediato, al finalizar podía mover el cuello sin ningún dolor.

Tratamiento: Agujas de fuego en banda tensa y trapecio, punción intramuscular dispersa, aguja 0,30x30.

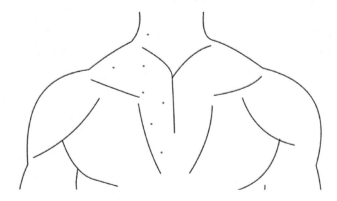

24.- Paciente femenino, 40 años, coordinadora en tienda de estética.

Motivo de consulta: Dolor de brazo izquierdo.

Operación: Cadera derecha por displasia y luxación, 4 cesáreas.

Evolución:
Lleva un mes con dolor, este comenzó como una molestia suave en el pulgar, progresivamente la intensidad del dolor fue aumentando y fue recorriendo el brazo hasta llegar al hombro.

1 sesión 2-4
Observaciones: El alivio del dolor en el brazo fue inmediato.

Tratamiento: Agujas de fuego en espacio interescapular izquierda, ventosas fijas en zona de punción. punción dispersa, aguja 0,30x30.

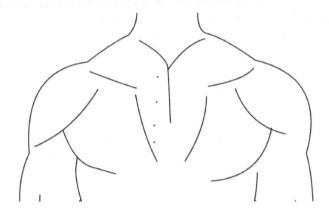

25.-paciente femenino, 40 años, profesora.

Motivo de consulta: Dolor de rodilla derecha.

Lesiones: Rotura de meniscos.

Evolución: Lleva años con molestias en la rodilla, se inflama, no puede flectar la rodilla por el dolor, muchas veces el dolor se irradia hasta el tobillo.

Al examinar se ve un bulto en el hueco poplíteo, posiblemente se trate de un quiste de baker, en la parte anterior de la articulación se notan las bolsas de grasa inflamadas.

1 sesión 20-7
Tratamiento: Punción simple en hueco poplíteo en el centro del bulto, aguja gruesa.

Observaciones: Inmediatamente después de puncionar el dolor de rodilla se alivio, logro flectar la rodilla sin dificultad, al caminar no presenta ninguna molestia.

26.- Paciente masculino, 43 años.

Motivo de consulta: dolor lumbar con nervio ciático.

Enfermedades: Hipertensión , trombosis pierna derecha(septiembre 2022).
Medicamentos: losartan , anticoagulante.
Lesiones: Discopatía lumbar.
Cirugía: Codo nervio cubital.

Lleva meses con dolor, fijo todo el dia desde hace 1 mes , el dolor llega de lumbar a pantorrilla, cojea al caminar EVA 8

1 sesion 7-4-2023
Observaciones: Al usar acupuntura zonal el dolor bajó a 3 , al usar acupuntura umbilical.

Tratamiento: AZ tobillo derecho 5 y 6- acupuntura umbilical.

2 sesion 26-8-2023

Observaciones: Estenosis lumbar l3-l4-l5 derecha-l5-s1 bilateral.

Observaciones: EVA 7 ayer le inyectaron , - el alivio fue inmediato.

Tratamiento: Agujas de fuego lumbares aguja fina.

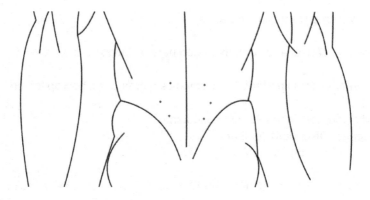

27.- Paciente masculino, adulto mayor, jubilado.

Motivo de consulta: Dolor de glúteo a pantorrilla, derecha.
Enfermedades: Insuficiencia renal, hipertensión.
Medicamentos: Losartan, atorvastatina, amlodipino, espironolactona, furosemida, alopurinol
Cirugías: Parotida, próstata y vejiga, absceso perinefrítico.

Evolución : Lleva un mes con dolor agudo, está usando muleta para caminar por el dolor.
El dolor es constante desde el ultimo mes, despues de realizar fuerza quedo con este dolor fijo. Al estar quieto se alivia, al estar en movimiento se agrava
prefiere sentarse en cosas duras.

El médico le solicitó una resonancia magnética pero no se la ha realizado porque tiene claustrofobia.

Al solicitarle que se acostara boca abajo para examinar no lo logró por el dolor, se le examina sentado, la musculatura parece una tabla dura, en especial en la parte más cercana a la columna.

EVA:5 al estar sentado- EVA 9 al estar en movimiento.
1 sesión
Observaciones: Con las agujas de fuego el dolor bajó más de la mitad ya no necesito usar muleta.

Tratamiento: Acupuntura distal (se alivio levemente), agujas de fuego en lumbares, huatuo jiaji y dorsales, punción intramuscular dispersa, agujas 0,30x30.

2 sesión
Observaciones: El dolor ha disminuido considerablemente, ya no camina con muletas.

Tratamiento: Agujas de fuego en lumbares, huatuo jiaji y dorsales, punción intramuscular dispersa, agujas 0,30x30.

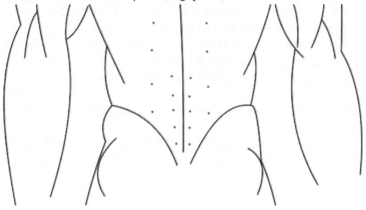

28.-Paciente masculino 25 años.

Motivo de consulta: Calcificación del tendón calcáneo.

Evolución: Lleva un par de meses con dolor en el tendón calcáneo, le molesta al caminar, en especial por las mañanas, a medida que avanza el día el dolor se va aliviando, por las mañanas al levantarse tiende a cojear.

Los exámenes muestran una calcificación donde el tendón se inserta al calcáneo.

A la palpación siente dolor en el borde derecho del tendón donde se inserta al calcáneo.

1 sesión
Tratamiento: Aguja de fuego, punción simple tendinosa superficial en la zona de dolor.
Observaciones: Al puncionar el paciente sintió una liberación inmediata en el tendón, al pedirle caminar ya no siente dolor.

29.-Paciente femenino, 55 años, dueña de casa.

Motivo de consulta: Neuropatía por herpes zoster.

Evolución: Hace un par de semanas se despertó con dolor sobre las costillas, el dolor fue incrementando gradualmente y comenzaron a salir ampollas, fue al medico y le diagnosticaron herpes zoster, actualmente termino el tratamiento médico, ya no tiene ampollas, pero permanece la sensación de ardor.

Se ve la piel roja con marcas de las ampollas, al palpar la piel la paciente siente dolor.

1 sesión
Tratamiento: Agujas de fuego rodeando la zona de dolor, agujas de fuego en la zona de dolor, punción dispersa subcutánea, aguja 0,30x30.

Observaciones: Al puncionar el ardor aumento, luego de un minuto el ardor desaparece por completo.

2 sesión
Observaciones: El dolor ya no es tan intenso, bajó más de la mitad.

Tratamiento: Se repite el tratamiento anterior.
 Se da el alta.

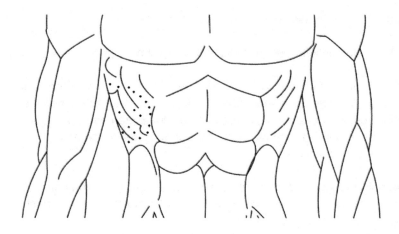

30.- Paciente masculino 32 años, instructor de tenis.

Motivo de consulta: Epicondilitis brazo derecho.

Evolución: Estuvo varios meses en pausa de su trabajo, al regresar a trabajar comenzó a sentir una molestia en el codo, actualmente el dolor es insoportable, no puede estirar completamente el brazo y no puede parar de trabajar, está pensando en infiltrarse para poder seguir con su trabajo.

Al palpar la zona de dolor se nota tensa, al ejercer presión cerca de la epitróclea inmediatamente siente dolor, el dolor se irradia hasta la mitad del antebrazo.

1 sesión: Agujas de fuego a 1,5 cun distal de la epitróclea hasta la mitad del antebrazo, punción dispersa intramuscular superficial, agujas 0,30x30.

Observación: el alivio del dolor fue inmediato, al finalizar ya podía extender el brazo por completo.

2 sesion
Observaciones: el dolor disminuyó más de la mitad, visitó al traumatólogo y éste le dijo que no es necesario infiltrar.

tratamiento: agujas de fuego a 1,5 cun distal de la epitróclea hasta la mitad del antebrazo, punción dispersa intramuscular superficial, agujas 0,30x30.

3 sesion
Observaciones: Ya casi no queda dolor, está trabajando sin problemas.
Tratamiento: Agujas de fuego a 1,5 cun distal de la epitróclea hasta la mitad del antebrazo, punción dispersa intramuscular superficial, agujas 0,30x30.

Se da el alta, se recomienda realizar calentamiento previo antes de jugar y realizar estiramientos 3 veces al día. debe venir a revisión una vez al mes durante 4 meses.

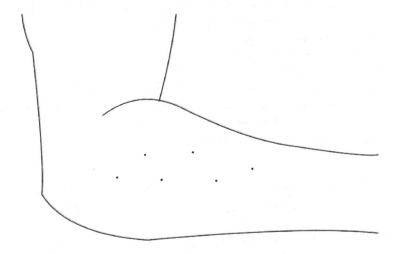

31.-Paciente masculino 26 años, asistente social.

Motivo de consulta: Edema óseo en el calcáneo derecho.

Evolución: Lleva 3 meses con dolor de talón, fue al medico, realizo examenes y le diagnosticaron un edema óseo, por su trabajo camina mucho y le gusta jugar a la pelota, actualmente se le dificulta caminar.

Al palpar el talón se siente una zona hinchada a un cun lateral del centro del talón, es como una banda, al presionarla siente más dolor, al presionar en el centro del talón se siente como si faltara carne, es muy fácil llegar al hueso.

1 sesión
Tratamiento: Agujas de fuego, punción simple en centro del talón hasta llegar al hueso, punción simple subcutánea en banda hinchada, washa en talón.

Observaciones: Al pedirle caminar ya no sentía dolor.

2 sesión
Observaciones: El dolor es mucho menor, ya puede caminar sin mucho problema

Tratamiento: Se repite el tratamiento anterior.

3 sesión
Observaciones: Ya no duele al caminar, solo siente una leve molestia al caminar descalzo

Tratamiento: Aguja de fuego, punción simple en centro del talón, aguja 0,30x30.

4 sesión

Observaciones: Ya no siente dolor, solo una leve molestia después de jugar a la pelota.

Tratamiento: Aguja de fuego, punción simple en el centro del talón, washa en talón.
Se da el alta.

32.-Paciente femenino, 39 años, entrenadora.

Motivo de consulta: Dermatitis

Evolución: Lleva varios meses con una comezón sobre los omoplatos, acude al dermatólogo, le dieron cremas pero no ha tenido alivio.

Se observa la piel oscura en las zonas de comezón.

1 sesión
Tratamiento: agujas de fuego, punción densa dérmica superficial en toda la mancha oscura.

2 sesión
Observaciones: La comezon ha disminuido.

Tratamiento: agujas de fuego, punción densa dérmica superficial en toda la mancha oscura, agujas 0,30 x 30 utilizando técnica de rastrillo.

3 sesión
Observaciones: Ya no hay comezón.

Tratamiento: Agujas de fuego, punción densa dérmica superficial en toda la mancha oscura, agujas 0,30 x 30 utilizando técnica de rastrillo.
Se da el alta.

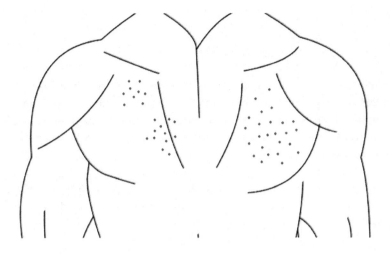

33.- Paciente masculino, 47 años.

Motivo de consulta: Quiste en glúteo.

Evolución: Hace 3 meses comenzó a sentir una molestia en el glúteo, la intensidad del dolor comenzó a aumentar y noto una dureza en el gluteo, acudio al medico y realizo examenes, le indicaron que era un quiste, le dieron antiinflamatorios y derivaron con un dermatólogo.

Al observar el glúteo se ve una zona enrojecida y abultada, el bulto es muy rojo, la piel está muy tensa y tiene una zona con la piel muy delgada, a la palpación es duro, pero parece que es duro por la presión que ejerce el contenido el cual parece líquido.

Diagnóstico: Absceso.

1 sesión
Tratamiento: Aguja de fuego, punción simple con aguja gruesa en la zona de piel más fina, se drena toda la materia.
Observaciones: Al puncionar inmediatamente comenzó a salir materia, se dreno por completo y se indico ir al médico para conseguir antibióticos y prevenir la aparición del absceso.

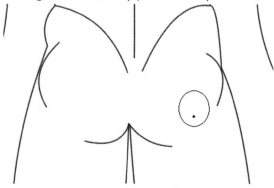

34.- Paciente masculino, 23 años, conserje.

Motivo de consulta: Quiste sinovial en muñeca.

Evolución : hace más de un año comenzó a crecer un bulto en la muñeca, le indicaron que era un quiste sinovial, se encuentra en el área dorso cubital de la muñeca.

Al observar se ve bastante grande, es redondo y al lado de la parte más alta crece otro bulto, es como si hubiesen pateado una pelota de voleibol y creciera un chichón.
Al apagar las luces y colocar una linterna en el bulto este se ilumina completamente, por lo que el contenido es líquido.
Ha la palpación es bastante firme.

1 sesión
Tratamiento: Aguja de fuego punción simple en la parte más alta del quiste, aguja gruesa, se drena todo el contenido, después de drenar se realizan 4 punciones dispersas en el quiste con agujas 0,30x30.

Observaciones: Se dreno todo el contenido, la piel quedó suelta por lo que realice más punciones esperando ayude a contraer el saco sinovial, se recomienda usar vendaje por un mes para evitar la aparición del quiste y mantener la zona de punción bien seca para evitar infecciones.

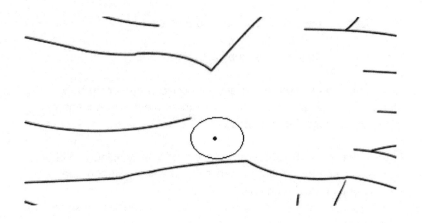

35.-Paciente femenino, 76 años, jubilada.

Motivo de consulta: Síndrome de túnel carpiano.

Evolución: Lleva años con adormecimiento y dolores en los 3 primeros dedos de las manos, también sufre de dolores en las muñecas.

Al palpar el área del túnel inmediatamente siente dolor al punto de gritar, al ir palpando más arriba se halla zona de dolor en el pliegue del codo.

1 sesión
Observaciones: Viene con adormecimiento de los pulgares.

Tratamiento: Aguja de fuego, punción simple en 4 esquinas del túnel carpiano, aguja 0,30 x 30, punción simple en área del pliegue del codo con dolor.

Observaciones: inmediatamente después de las punciones el adormecimiento desapareció.

2 sesión
Observaciones: no ha tenido más adormecimientos ni dolor, se da el alta.

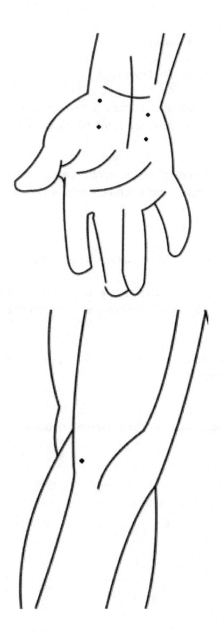

36.- Paciente femenino, 60 años, asesora de hogar.

Motivo de consulta: Dolor en manos post operacion de tunel carpiano.

Evolución: Por años sufrió de dolores en las manos, acudió a un traumatólogo y le diagnostico sindrome de tunel carpiano, después de la operación los dolores empeoraron siente que las manos arden, no las puede mover, acudió a otro traumatologo y le diagnosticaron artritis.

Al visualizar las manos, se ven muy rojas e hinchadas, tienen una cicatriz en la zona del túnel carpiano, al palpar la cicatriz esta es excesivamente dura, tiene un bulto duro debajo de la cicatriz en ambas manos, al presionar el bulto el dolor incrementa.
al palpar el cuello se sienten irregularidades y zonas muy tensas.

Probablemente el diagnóstico inicial fue errado y el problema real era a nivel cervical.

1 sesión
Tratamiento: Agujas de fuego, punción dispersa, aguja fina en cicatriz, en ambas manos y zonas tensas del cuello.

2 sesión
Observaciones: Las manos ya no se ven tan rojas, logra moverlas un poco, dice que la sensación de ardor ha disminuido mucho.

Tratamiento: Se repite la prescripción pasada.

3 sesión
Observaciones: Ya casi logra cerrar las manos.

Tratamiento: se repite la prescripción pasada.

4 sesión

Observaciones: Ya logra cerrar las manos, se siente conforme con los resultados por lo que decide que esta será su última sesión.

Tratamiento: Se repite la prescripción pasada.

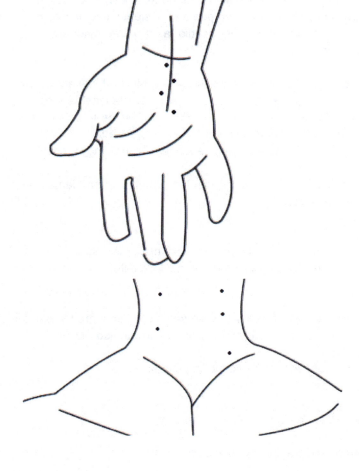

37.-Paciente masculino, 23 años, empaque de verduras.

Motivo de consulta: Dolor intenso en piernas y lumbares.

Evolución: Estaba en el gimnasio realizando sentadillas y de pronto sintió un fuerte dolor en el glúteo, luego el dolor bajó a las piernas y en los días siguientes comenzó a molestar la espalda en la zona lumbar.

Al pedirle que camine, camina encorvado, al pararse y sentarse de la silla lo hace muy lento y con mucho cuidado.

Al acostarse en la camilla no siente dolor por estar boca abajo.

Al palpar la espalda se siente muy tensa, al presionar con fuerza no hay dolor en la espalda.
Al palpar el glúteo siente una leve molestia.

Al palpar las piernas no hay molestia.

Al usar una aguja de 0,25 x 50 para puncionar vesícula biliar 30 la aguja no logra atravesar.

1 sesión
Tratamiento: Agujas de fuego, punción intramuscular simple al costado de vesícula biliar 30 aguja fina.

Observaciones: Al finalizar y pedirle que camine lo hace más recto, en general se mueve mejor.

2 sesión
Observaciones: Se le ve caminar más recto que la sesión pasada, ya no tiene tantos problemas al levantarse, retomar el gimnasio de forma suave.

Tratamiento: Agujas de fuego, punción intramuscular simple al costado de vesícula biliar 30 aguja fina, punción dispersa en lumbares.

Observaciones: Al finalizar camino completamente recto- se da el alta.

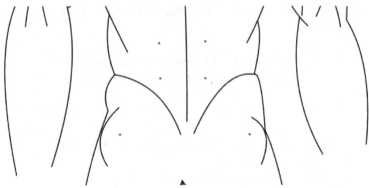

38.- Paciente femenino, 50 años, dueña de casa.

Motivo de consulta: Verruga en dedo medio de la mano izquierda.

Evolución: Lleva años con la verruga, no le ocasiona ninguna molestia pero quiere retirarla por estética.

1 sesión
Tratamiento: Aguja de fuego punta plana directamente sobre la verruga aplastándola mientras se cauteriza.

Observaciones: Se cauterizo la verruga hasta quedar completamente plana, se indica no mojar la mano por 1 día y después mantener seca hasta que se cure completamente.

39.-Paciente masculino, 65, conductor.

Motivo de consulta: Dolores en glúteo, rigidez en pierna izquierda, adormecimiento.
Medicamentos: Diclofenaco.
Cirugías: Columna lumbar por estrechamiento y hernia, l2-l3-l4-l5.

Evolución:
Se operó hace un año, los síntomas los tenía antes de la operación, luego de la operación los síntomas disminuyeron.

Adormecimiento constante, los dolores van y vienen casi todo el día.

EVA 4.

1 sesión 28-8-2023
Observaciones: Al pedirle que estire y camine dice que ya no hay tanto adormecimiento, como si la pierna hubiese despertado- el dolor de espalda y glúteo desapareció.

Tratamiento: Agujas de fuego lumbares y en cicatriz - sangría en hueco poplíteo.

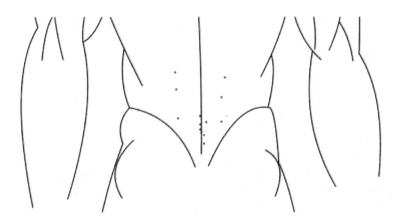

40.- Paciente masculino, 40 años, conductor de furgón escolar.

Motivo de consulta: Espolón calcáneo en los 2 pies.

Evolución:

Lleva años con dolor en los pies, fue al traumatologo y al realizar exámenes descubrieron los espolones calcáneos, se realizó kinesiología, no tuvo resultados, luego se infiltró, estuvo bien 5 meses y el dolor regresó, actualmente el dolor es tan intenso que no puede caminar bien descalzo, al pedirle que camine lo hace de forma extraña, camina como si estuviese pisando piedras afiladas, dice que debe usar diversos calzados blandos durante el día y plantillas para lograr caminar.

al palpar los talones se siente una pequeña dureza en la parte de más dolor.

1 sesión.
Tratamiento: aguja de fuego, punción simple con aguja de 0,30 x 30 en la zona de más dolor, tocando el hueso.

Observaciones: el alivio fue inmediato, al pedirle caminar ya lo hace con normalidad.

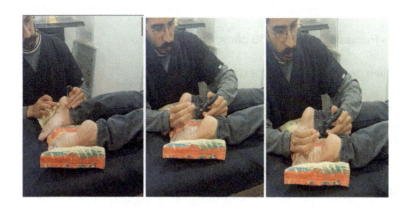

41.- Paciente femenino, 36 años, dueña de casa.

Motivo de consulta: adormecimiento de pies.

Evolución: Lleva aproximadamente un año sintiendo los pies fríos y adormecidos, tiene diabetes pero está controlada, no tiene problemas de cicatrización,

Al palpar el pie se siente frío, está pálido, tiene pequeñas arañas vasculares.

1 sesión:
Tratamiento: Agujas de fuego, punción dispersa, intradérmicas en todo el dorso del pie, sangría con aguja de fuego 0,30 x 30 en arañas vasculares.

Observaciones: Al finalizar los pies estaban rojos, la paciente siente que pican y están calientes.

2 sesión:
Observaciones: Los pies no se sienten tan fríos como la ultima vez, están más a temperatura ambiente, el adormecimiento continua, pero no siente la misma sensación de hormigueo intenso.

Tratamiento: Agujas de guego, punción dispersa, intradérmicas en todo el dorso del pie, sangría con aguja de fuego 0,30 x 30 en arañas vasculares, punción simple subcutánea en zonas alejadas unas de otras.

Observaciones: Vamos a esperar otras 2 semanas para dejar que se recupere bien antes de la próxima sesión.

3 sesión

Observaciones: Ya no siente los pies fríos, el hormigueo y adormecimiento en general ha disminuido.

Tratamiento: Se repite la prescripción anterior.

Observaciones: 2 semanas de descanso.

4 sesión

Observaciones: El adormecimiento ya casi no se siente, solo queda un poco de hormigueo, está conforme con los resultados por lo que esta será la última sesión.

Tratamiento: Se repite la prescripción anterior.

Observaciones: Se recomienda regresar dentro de 2 meses para realizar seguimiento.

42.- Paciente masculino, 33 años, minero.

Motivo de consulta: Esguince crónico de tobillo.

Cirugía: Ligamento cruzado anterior rodilla izquierda.
Lesiones: Esguince crónico.

Evolución: Dolor en tobillo derecho, comenzó hace 8 meses, estuvo jugando constantemente a la pelota hasta que ya no aguanto el dolor. fue al traumatólogo quien diagnosticó un esguince crónico de tobillo, le envió a kine para realizar 10 sesión , hace un mes realizo terapias de kine 10 sesiones , luego 10 más y mejoró un poco termino hace 3 semanas, el traumatólogo diagnostico esguince crónico,
El dolor va y viene, se resiente después de jugar, ahora molesta más el tobillo izquierdo.

Al pedirle que se pare de puntas dice tener un dolor en el costado externo del dorso de los tobillo, al revisar los pies le hayo pie plano, me comenta que lo vio con el traumatólogo y que va a utilizar plantillas.

1 sesión
Tratamiento: Agujas de fuego, 2 punciones simples intramusculares en el dorso de los talones, aguja 0,30 x 30.

Observaciones: Al pedirle que se pare de puntas ya no hay dolor, sintió como si algo se hubiese liberado, se recomienda comenzar a utilizar plantillas para que el problema del pie no vuelva a generar dolor, si el dolor regresa debe venir en una semana.

43.- Paciente femenino, 41 años, dueña de casa.

Motivo de consulta: Dolor de rodillas.
Lesiones: Meniscopatía, quiste de baker.

Evolución: Normalmente realiza diversos deportes, baile, caminatas, etc, un día comenzó a sentir dolor en la rodilla y al flectar la rodilla siente una bola en el hueco poplíteo, fue al medico y le encontró problemas en los meniscos, no quiere operarse.

1 sesión Observaciones: la rodilla en general se ve hinchada, el hueco poplíteo tiene un bulto prominente.

Tratamiento: Aguja de fuego, punción simple con aguja gruesa en hueco poplíteo, en la parte más alta del bulto, se drena el quiste por completo.

Observaciones: al finalizar el dolor desapareció por completo.

44.- Paciente femenino, 26 años, pastelera.

Motivo de consulta: Acrocordones en cuello.

Evolución: Hace un par de años comenzaron a aparecer pequeñas carnosidades en el cuello, le diagnosticaron resistencia a la insulina, las carnosidades no le ocasionan ningún dolor pero le es molesto estéticamente.

Al observar el cuello se ven varios papilomas de destino tamaño, la mayoria de base delgada, todos de color uniforme con la piel.

Tratamiento: Agujas de fuego con aguja de espátula en la base de los papilomas.

observaciones: se extraen todos los papilomas, se indica debe mantener las heridas secas y no tocarlas para que no quede cicatriz.

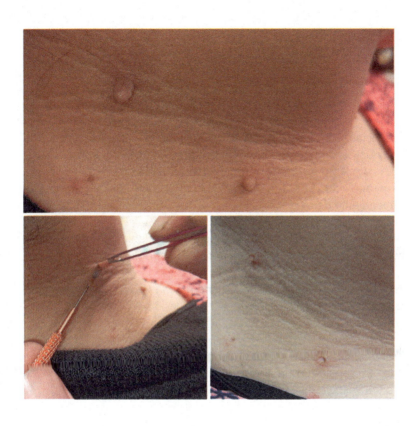

45.- Paciente femenino, 63 años, dueña de casa.

Motivo de consulta: Fibrosis pulmonar.

Evolución: Hace un par de meses tuvo un resfriado, fue al medico y le dieron antigripales, una semana despues no podia respirar, fue a urgencias, se estaba infartando, quedó hospitalizada, le diagnosticaron neumonía, luego tiempo después le dieron el alta, el mes siguiente regresó al médico a urgencia porque no podía respirar, esta vez le diagnosticaron fibrosis pulmonar, queda dependiente de oxígeno.

Al observar se le ve la cara muy pálida, los labios entre blancos y morados, casi no puede hablar porque se ahoga.

Al revisar su espalda noto que tiene muchas arañas vasculares en la zona del tórax.

1 sesión
Tratamiento: Agujas de fuego, punción dispersa subcutánea, aguja fina en espalda zona torácica, sangría con agujas de fuego en arañas vasculares.

2 sesión
Observaciones: Los labios ya no están tan blancos, tomaron una tonalidad más morada, dice que ya no se ahoga tanto al hablar.

Tratamiento: se repite la prescripción anterior.

3 sesión:
Observaciones: La cara se ve con más color, ya no está tan pálida.

4 sesión

Observaciones: Comenzó a tomar pausas del oxígeno, mientras está sentada una o dos veces por día se retira el oxígeno un par de minutos.

Tratamiento: Se repite la prescripción anterior.

5 sesión
Observaciones: Comenzó a bañarse sola, dice que ya no se cansa tanto por lo que puede hacer más cosas, aunque necesita hacer pausas.

Tratamiento: Se repite la prescripción anterior.

6 sesión
Observaciones: Visitó al cardiólogo, le dijo que en cuanto al corazon ya esta todo bien, no necesita más medicación y le da el alta. el rostro se ve de buen color, los labios ya no están morados, al caminar hasta el box ya no llega tan cansada y puede hablar de inmediato

Tratamiento: se repite la prescripción anterior.

7 sesión
Observaciones: Pasa cada vez más tiempo sin el oxígeno, en general se le ve mucho mejor que la primera vez, puede hablar sin ahogarse, durante la sesión está sin oxígeno y no tiene problema, ha comenzado a fijarse en la manera en que respira ya que si realiza respiraciones más profundas no necesita usar el oxígeno
tratamiento: se repite la prescripción anterior.

8 sesión
Observaciones: no llegó a la sesión, por motivos económicos suspende el tratamiento.

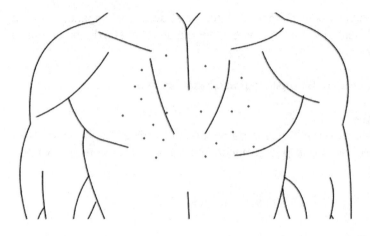

46.- Paciente masculino, 77 años, jubilado.

Motivo de consulta: Dolor lumbar.

Enfermedades: Resistencia a la insulina, polineuropatía.

Evolución: Hace un par de años tuvo cáncer, le quitaron un riñon, parte de la uretra y la vejiga, desde entonces siente un dolor en la zona lumbar de la espalda, el dolor está fijo, la intensidad varía, en ocasiones se le dificulta mucho caminar, al acudir al médico por los dolores le indicaron que tiene una polineuropatía.

1 Sesión:
Observaciones: Al palpar la musculatura lumbar se siente tensa como una piedra, en el costado de la espalda tiene una cicatriz grande por donde realizaron la operación, es de coloración morada.

Tratamiento: Agujas de fuego dispersas en cicatriz, punción subcutánea con aguja fina.

2 sesión
Observaciones: Después de dos semanas de haber realizado el tratamiento el dolor no regresó, se da el alta.

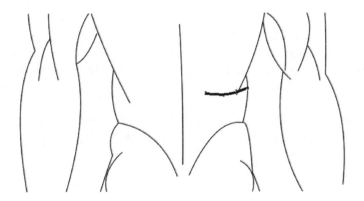

47.- Paciente femenino, 47 años, Paramedico.

Motivo de consulta: Dolor cervical y Reflujo.

Enfermedades: Gastritis.

Cirugías: Fijación lumbar.

Evolución: Le detectaron discopatía cervical, hace años le realizaron una fijación lumbar, después de esa operación comenzó a tener gastritis, los síntomas siguieron agravando y actualmente tiene reflujo, cada vez que come siente que la comida se devuelve.

1 sesión

Observaciones: Tiene 2 cicatrices en la zona lumbar donde le realizaron la fijación, al palpar la espalda se nota mas rigida la musculatura en la zona lumbar, al ir subiendo se detectan zonas tensas en el trapecio.

Tratamiento: Agujas de fuego, punción dispersa en lumbares y trapecio, punción intramuscular con aguja 0,30 x 30.

2 sesión

Observaciones: Dice que desde la sesión anterior ya no duele el cuello y los reflujos han disminuido a la mitad, antes tenía reflujo y malestar estomacal cada vez que comía, ahora solo tiene reflujo cuando come cosas dulces.

Tratamiento: Agujas de fuego punción dispersa en cicatriz de operación, punción subcutánea con aguja 0,30x30.

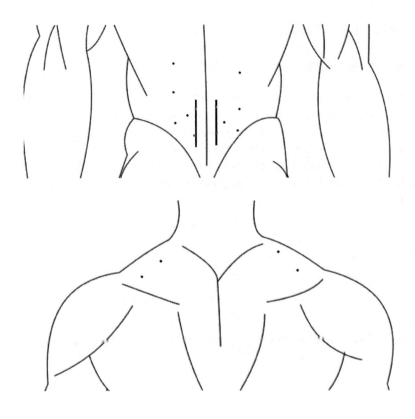

48.- Paciente masculino, 31 años, deportista.

Motivo de consulta: Dolor en pantorrilla derecha.

Evolución: Desde hace 3 meses que comenzó con un dolor en la pantorrilla derecha al correr, usualmente corre maratones, la próxima semana competirá nuevamente, pero el dolor de la pantorrilla no le permite dar su mejor esfuerzo.
trajo exámenes para revisar, ha estado en tratamiento con traumatologo, kinesiologia y acupuntura, pero en estos 3 meses no ha encontrado alivio.

RESONANCIA MAGNETICA DE PIERNA DERECHA

HALLAZGOS
Leve hiperpresión externa de Hoffa nivel de la rodilla.
Discreta distensión de la bursa gastrocnemio medial semimembranoso. No hay edema de partes blandas adyacentes.
Leve edema adyacente a unión mio fascial distal del gastrocnemio medial en relación al cuerpo muscular gastrocnemio interno y del sóleo adyacentes. No hay colecciones hemáticas intra musculares. Discreto edema perifascial contiguo.
Restantes cuerpos musculares de espesor y señal normal.
Aumento de señal adyacente a la cortical anteromedial del tercio medio -inferior de la tibia. No hay edema de la médula ósea de tibial ni perone.
Sistema venoso profundo de espesor y señal normal.
Leve tenosinovitis distal del tibial posterior.
Restantes tendones del compartimento medial, lateral y anterior del tobillo sin alteraciones.
Tendón de Aquiles de espesor y señal normal.

IMPRESIÓN
Leve hiperpresión externa de Hoffa.
Pequeño quiste de Baker sin cambios inflamatorios focales adyacentes.
Tenue edema adyacente a la unión mio fascial distal del gastrocnemio medial con discreto edema fibrilar del cuerpo muscular contiguo que sugiere desgarro de bajo grado.
Discreto edema adyacente a la cortical anteromedial del tercio medio inferior de la tibia que sugiere reacción de stress.
Leve tenosinovitis del tibial posterior.

1 sesión

Observaciones: Al palpar la pantorrilla encuentro una dureza en el tibial anterior, al palpar por el recorrido del canal del bazo bordeando la tibia no hay durezas pero siente un dolor profundo.

Tratamiento: Agujas de fuego, 2 punciones intramusculares superficiales en tibial anterior, 5 punciones en borde interno de la tibia, punción de 2 cun de profundidad con aguja 0,30 x 30.

Al finalizar y pedirle que realice un pique rápido no sintió ningún dolor, al pedirle que salte y que realice distintos movimientos no siente dolor, siente como si algo se hubiese liberado.

49.- Paciente femenino, 30 años, oficinista.

Motivo de consulta: dolor en pantorrillas y lumbares.

Evolución: Normalmente juega fútbol, desde hace un año aproximadamente siente que al correr se le acalambran las pantorrillas, en especial cuando realiza la flexión plantar.
Al pedirle que realice la flexión plantar inmediatamente sintió dolor en ambas pantorrillas.

Al palpar las pantorrillas noto rigidez en el tibial anterior, la parte posterior de la pantorrilla está blanda.

1 sesión
Tratamiento: Agujas de fuego en tibial anterior, punción intramuscular superficial, estiramientos de pantorrilla de forma guiada.

Observaciones: Al finalizar le solicite realizar la flexión plantar y ya no sentía ningún dolor, al solicitarle que camine y realice los movimientos que antes le ocasionaban dolor ya no sentía ninguna molestia.

50.-Paciente femenino, 60 años, dueña de casa.

Motivo de consulta: Artritis en manos.

Evolución: Lleva años con el malestar, está en tratamiento médico y aun así no tiene un alivio completo, pasa por épocas donde tiene crisis, las manos se colocan rojas y muy calientes, siente que las manos se le hinchan y no logra cerrarlas.

En este momento está pasando por una crisis y no logra cerrar las manos.

1 Sesión

Tratamiento: Agujas de fuego, punción simple sobre cada articulación de los dedos por el lado dorsal, punción superficial en Ba Xie.

Observaciones: Al finalizar sentía las manos muy calientes y con comezón.

2 Sesión
Observaciones: Logra cerrar más las manos, siente que ha mejorado un 50%.

Tratamiento: Se repite la prescripción anterior.

3 Sesión
Observaciones: Ya casi puede cerrar la mano completamente, está muy feliz con los resultados.

Tratamiento: Se repite la prescripción anterior.

Se da el alta, debe regresar cuando tenga otra crisis.

51.- Paciente masculino, 43 años, conductor.

Motivo de consulta: Fascitis plantar.

Evolución: lleva un par de meses con el dolor, el medico le indico que debe usar plantillas y realizar kinesiologia, a pesar de eso no ha sentido mucho alivio, el dolor es fijo, la intensidad va incrementando a medida que transcurre el día.
La intensidad del dolor varía de EVA 6 a 9.

1 sesión

Observaciones: Al palpar los pies, noto algunas zonas de dolor, al subir por las piernas noto que tiene dolor en v40 y vb30, al palpar la espalda se siente la musculatura tensa en general, al detenerme y palpar más profundamente en las lumbares y presionar el paciente refiere sentir dolor.

1 sesión:

Tratamientos: Agujas de fuego, 4 punciones en lumbares, 1 punción en pantorrillas.

2 sesión

Observaciones: Ya no ha tenido dolores intensos, siente que el dolor comienza en un 3 por las mañanas y termina en un 6 por las noches.

Tratamiento: Se repite la prescripción anterior y se añade ventosas fijas en planta de los pies.

3 sesión

Observaciones: Ya casi no siente dolor, es solo una leve molestia.

Tratamiento: Se repite la prescripción anterior.

Se da el alta, debe venir en un mes a revisión y continuar con kinesiología para reforzar el tratamiento.

52.- Paciente masculino, 33 años, oficinista.

Motivo de consulta: Mordedura de araña

Evolución: Hace 1 semana estaba limpiando un almacén y sintió que algo le picó la pierna, se rasco y sintió que molió algo con la mano, al revisar se dio cuenta de que era una araña y ésta le mordió la pierna.
Fue al medico, le dieron medicamentos y lo enviaron a la casa, actualmente en la zona de la mordedura tiene la piel inflamada, se ve roja y tiene una especie de grano por donde sale líquido, dice sentir ardor y comezón.

1 sesión

Tratamiento: Agujas de fuego subcutáneas rodeando la zona enrojecida y rodeando el agujero por donde sale líquido.

Observaciones: Inmediatamente el ardor incrementó, después de un par de minutos el ardor desapareció casi por completo.

2 sesión

Observaciones: La piel se ve mejor, la parte enrojecida se ha reducido, lo mismo con el agujero que tenía, el ardor no ha regresado, si queda algo de comezon.

Tratamiento: Se repite la prescripción anterior.

3 sesión

Observaciones: Ya no le molesta casi nada, solo queda un pequeño grano

Tratamiento: Se repite la prescripción anterior y se da el alta.

53.- Paciente masculino, 33 años, oficinista.

Motivo de consulta: Dolor de glúteo derecho.

Evolución: Lleva 2 meses con un fuerte dolor en el glúteo, todo comenzó cuando estaba realizando peso muerto en el gimnasio.

Actualmente duele más cuando está sentado, tiene dificultad al caminar.

1 sesión:

Observaciones: Al palpar la espalda la musculatura en general está tensa, al palpar las piernas no hay dolor, al palpar el glúteo siente malestar, se siente el glúteo rígido a la palpación.

Tratamiento: Aguja de fuego al costado de VB30, punción intramuscular con aguja 0,30 x 40.

Al finalizar y pedirle que camine ya no hay molestias, al pedirle que esté sentado un par de minutos no tuvo malestar.

2 sesión

Observaciones: No ha regresado el dolor, se da el alta.

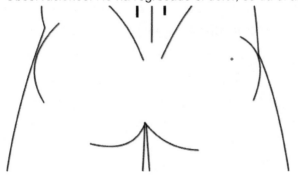

54.- Paciente femenino, 76 años, dueña de casa.

Motivo de consulta: Dolor de mandíbula.

Evolución: Lleva años con dolor, se está tratando por bruxismo con dentista, se ha realizado exámenes y tiene una artrosis de ATM, el dolor está fijo y la intensidad varía.

1 sesión

Observaciones: Al palpar la mandíbula se nota la musculatura bastante hipertrofiada, en especial en el masetero, el dolor se concentra en la ATM.

Tratamiento: Agujas de fuego, una punción en la parte más prominente del macetero.

Inmediatamente sintió como si algo se hubiese liberado.

Debe venir a control en un mes.

2 sesión

Observaciones: Se ha sentido bien, en general solo tiene una molestia leve.

Tratamiento: Se repite la prescripción anterior.

Próximo control en 3 meses.

55.- Pariente masculino, 45 años, carpintero.

Motivo de consulta: Dolor de cuello con limitación de movimiento.

Lleva meses con malestar en el cuello, al girar la cabeza siente dolor y no logra el rango de movimiento completo.

Al palpar la musculatura del cuello y espalda se nota tensa en general, pero en el cuello noto placas de psoriasis.

1 sesión

Tratamiento: Agujas de fuego, punción dispersa subcutánea en placas de psoriasis del cuello y cabeza.

2 sesión

Observaciones: Ha sentido menos dolor, logra mover más el cuello, comenta que antes tenía mucha comezón en las placas de psoriasis pero ya casi no siente nada.

Tratamiento: Se repite la prescripción anterior.

3 sesión

Observaciones: El dolor disminuyó más de la mitad, el rango de movimiento ya es completo.

Tratamiento: Se repite la prescripción anterior.

4 sesión

Observaciones: Ya no queda dolor, solo una leve molestia, las placas de psoriasis se notan mucho más finas que antes.

Tratamiento: Se repite la prescripción anterior.

Se da el alta.

56.- Paciente masculino, 31 años, deportista.

Motivo de consulta: Dolor de hombro derecho.

Evolución: lleva unos meses en preparación para competir, hace un tiempo comenzó a sentir una leve molestia en el hombro al correr, no le prestó mucha importancia pero ahora el dolor ha incrementado.

1 sesión

Observaciones: A la palpación presenta dolor en el deltoides anterior y bíceps, se siente el trapecio tenso.

Tratamiento: Aguja de fuego, una punción en deltoides anterior y una punción en trapecio.

Al finalizar y pedirle que corra ya no sentía dolor.

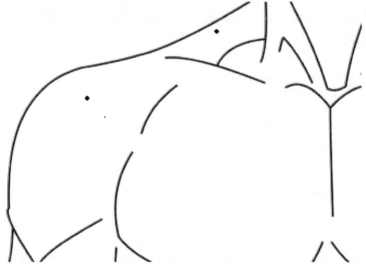

57.- Paciente femenino, 57 años, dueña de casa.

Motivo de consulta: Dedo gatillo.

Evolución: Lleva años con la molestia, siempre se traba el dedo medio, al empuñar la mano y querer abrirla debe ayudarse con la otra mano para destrabar el dedo, en ocasiones siente un poco de dolor.

Al palpar la mano hay un área dolorosa por dónde está PC 8.

1 sesión

Tratamiento: Agujas de fuego con aguja de 0,30 x 30, una punción en PC 8 y otra entre el tercer y cuarto metacarpiano por el lado palmar.

Observaciones: Al pedirle que empuñe la mano y la abra luego de las punciones el dedo se traba pero no en todas las ocasiones.

2 sesión

Observaciones: El dedo ya no se traba todo el tiempo, no ha experimentado ningún dolor.

Tratamiento: Se repite la prescripción anterior.

3 sesión

Observaciones: El dedo se traba menos que la semana pasada.

Tratamiento: Se repite la prescripción anterior.

Vamos a dejar pasar 3 semanas para dejar que la mano sane completamente antes de la próxima sesión.

4 sesión

Observaciones: La mano casi no se ha trabado, solo ocurre en pocas ocasiones.

Tratamiento: Se repite la prescripción anterior.

Se da el alta, debe venir a revisión en 3 meses.

5 sesión

Observaciones: Ha tenido molestias muy leves, ya es raro que el dedo se trabe.

Tratamiento: Se repite la prescripción anterior.

58.- Paciente femenino, 33 años, editora de videos.

Motivo de consulta: Paniculitis en abdomen.

Evolución: Lleva 2 semanas con dolor en el bajo vientre, se le formó un bulto, duele más al caminar y a la palpación, anteriormente ya le había ocurrido.

El bulto se ve tenso y enrojecido, mide aproximadamente 5 centímetros de largo.

1 sesión
Agujas de fuego, aguja de 0,30 x 30, punción subcutánea rodeando el bulto, una punción en medio del bulto.

Observaciones: Al puncionar sintió mucho ardor, esta sensación duró un par de minutos.

2 sesión
Observaciones: El bulto se redujo a menos de la mitad de lo que era antes, la piel ya no se ve roja.

Tratamiento: Se repite la prescripción anterior.

3 sesión

Observaciones: Ya no tiene nada, dice que no le ha vuelto a doler. Se da el alta.

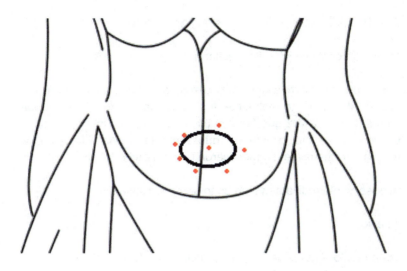

59.- Paciente femenino, 34 años, ejecutiva de ventas.

Motivo de consulta: Bursitis rotuliana

Evolución: Lleva meses sintiendo malestar en las rodillas, no le prestó atención, normalmente los fines de semana va a subir cerros, la última vez que fue a subir un cerro sintió mucho dolor, al descender se dio cuenta de que tenía la rodilla inflamada, al realizar exámenes le diagnosticaron una bursitis rotuliana.

Al observar la rodilla se ve un bulto sobre la rótula.

1 sesión

Tratamiento: Agujas de fuego, 4 punciones sobre la rótula.

2 sesión

Observaciones: Ya casi no hay inflamación.

Tratamiento: Se repite la prescripción anterior.

Se da el alta.

60.- Paciente masculino, 34 años, deportista.

Motivo de consulta: esguince crónico de tobillo.

Evolución: Hace años practicando artes marciales sufrió un accidente que le provocó un esguince en el tobillo, nunca lo trato, cada tantos años se volvia a lastimar el tobillo, actualmente tiene una molestia constante, se siente más la molestia por las mañanas al levantarse y por las tardes cuando se mueve mucho.

Al observar el tobillo, debajo del maléolo externo se ve un bulto grande que llega a esconder al maléolo.

Al pedirle que se pare un puntas dice que hay dolor.

1 sesión

Observaciones: EVA 4.

Tratamiento: Agujas de fuego, 3 punciones en el bulto bajo el maléolo.

Al pedirle que camine y se pare de puntas no sintió dolor.

2 sesión

Observaciones: Ya no ha tenido dolor, se deriva a kinesiología para rehabilitar el tobillo y prevenir una nueva lesión.

61.- Paciente masculino, 32 años.

Motivo de consulta: Edema óseo, quinto metatarsiano.

Evolución: El dolor comenzó jugando a la pelota, comenzó como una leve molestia y se fue intensificando, el médico lo derivó a kinesiología, terminó las sesiones pero aun siente malestar.

1 sesión

Observaciones: A la vista y a la palpación no se observa ninguna anomalía, al presionar fuerte el canto del pie siente dolor.

Tratamiento: Agujas de fuego, 2 punciones en el 5 metatarsiano por el borde lateral con aguja de 0,30 x 30. masaje con wa sha.

2 sesión

Observaciones: Ya no siente malestar.

Tratamiento: Se repite la prescripción pasada para reforzar tratamiento.

Se da el alta.

62.- Paciente masculino, 47 años, trabajador municipal (cortar árboles con motosierra).

Motivo de consulta: Bursitis de hombro.

Evolución: En su trabajo realiza mucha fuerza con los brazos por lo que regularmente siente distintos dolores, pero un día sintió algo raro en el brazo, al día siguiente el hombro estaba tan adolorido que casi no lo podía levantar.

Fue al medico y le encontraron una bursitis, en el trabajo le dicen que no es un accidente laboral por lo que no se lo trataron y continua trabajando.

1 sesión

Observaciones: Al pedirle que realice elevaciones frontales y laterales siente dolor, al pedirle que realice ejercicios con peso el dolor incrementa.

Tratamiento: Agujas de fuego, 5 punciones en deltoide con aguja 0,30 x 30.

2 sesión

Observaciones: El dolor ha disminuido considerablemente.

Tratamiento: 3 punciones en deltoide.

3 sesión

Observaciones: Solo queda una leve molestia.

Tratamiento: Se repite la prescripción anterior, se agrega masaje con ventosas.

4 sesión

Observaciones: Se mantiene una molestia mínima cuando trabaja.

Tratamiento: Se repite la prescripción anterior.

Se da el alta, se recomienda venir una vez al mes para realizar mantenimiento.

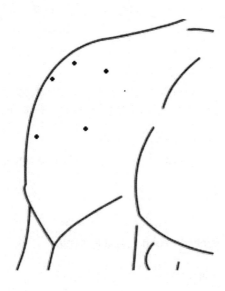

63.- Paciente masculino, 37 años.

Motivo de consulta: Dolor en muslo.

Evolución: Hace 3 semanas estaba jugando fútbol, en un momento mientras corría sintió un dolor fuerte en el muslo, no le prestó importancia y continuó jugando, al día siguiente amaneció con un dolor en la pierna que no lo dejaba caminar bien, actualmente el dolor continua pero con menor intensidad.

Al observar la zona de dolor no se ve ningún cambio de coloración, a la palpación siente molestias, molesta más cuando camina o corre.

1 sesión

Tratamiento: Agujas de fuego, 4 punciones en zona de dolor del cuádriceps.

Observaciones: Al finalizar y pedirle que camine ya no sentía molestias.

2 sesión

Observaciones: No tiene ningún dolor, está feliz y ahora quiere tratar molestias de la espalda.

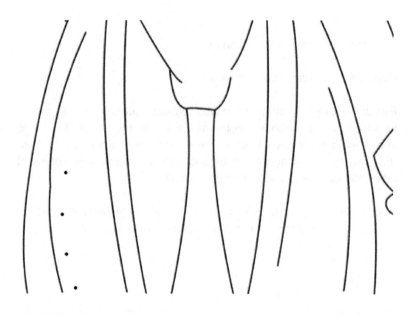

64.- Paciente masculino, 56 años.

Motivo de consulta: Adormecimiento de los pies.

Enfermedades: Diabetes

Evolución: Desde hace un par de meses comenzó a sentir los pies fríos, últimamente siente una sensación de hormigueo en los dos pies.

Al observar los pies no se ve nada raro, pero en la pantorrilla se nota una coloración un poco más oscura que el resto del cuerpo.

1 sesión

Tratamiento: Aguja de fuego, punción dispersa subcutánea con aguja 0,30 x 30 en la zona obscura.

Observaciones: Inmediatamente comenzó a sentir comezón y calor en la zona de punción, se recomienda tratar una vez cada 3 semanas.

2 sesión

Observaciones: Aún tiene la sensación de frío y adormecimiento, dice que el frío ha disminuido pero el hormigueo permanece igual.

Tratamiento: Se repite la prescripción anterior.

3 sesión

Observaciones: Ya no siente frío pero la sensación de hormigueo permanece igual.

Tratamiento se repite la prescripción anterior y se realiza punción dispersa intradérmica en los pies.

4 sesión

Observaciones: El frío no ha regresado, siente que el hormigueo ya no está en un área tan amplia como antes.

5 sesión

Observaciones: El hormigueo continua pero cada vez el área que abarca es menor.

Tratamiento: Se repite la prescripción anterior.

6 sesión

Observaciones: El hormigueo se concentra desde la articulación metacarpofalángica hasta la punta de los dedos.

Tratamiento: Se repite la prescripción anterior, se punciona la piel de forma superficial en los dedos.

7 sesión
Observaciones: Se mantiene el hormigueo en los dedos, aun asi esta bastante feliz con los resultados, dice que vendrá cada tantos meses a realizar un control.

Tratamiento: Se repite la prescripción anterior.

65.- Paciente femenino, 34 años, dueña de casa.

Motivo de consulta: Estreñimiento.

Evolución: Normalmente va al baño 2 veces por semana, la consistencia de las deposiciones tiende a variar, al preguntar por el consumo de líquidos solo recuerda tomar aproximadamente 1 litro al día.

1 sesión

Tratamiento: Aguja de fuego, punción subcutánea en E 25 y punción intramuscular superficial en E36.

2 sesión

Observaciones: Estuvo yendo al baño día por medio, se recomienda consumir entre 2 a 3 litros de líquido al día y consumir una fruta entera al desayuno.

Tratamiento: Se repite la prescripción pasada.

3 sesión

Observaciones: Está yendo casi todos los días al baño, se recomienda consultar a un nutricionista para seguir mejorando la dieta y mantener los efectos del tratamiento.

Tratamiento: Se repite la prescripción anterior.

Se da el alta.

66.-Paciente femenino, 37 años, asesora de hogar.

Motivo de consulta: Dolor desde rodilla hasta planta del pie derecho.

Medicamentos: Pregabalina, relajantes musculares.

Evolución: El dolor comenzó en mayo.
El dolor comenzó en la planta del pie, se ponía tieso, luego comenzaron los dolores en la pantorrilla, fue al médico , a kinesiologia y al quiropráctico y no ha tenido alivio.

EVA: 2-8

1 sesión
Observaciones: EVA 6.
Tratamiento: Aguja de fuego detrás de rodilla.

2 sesion

Observaciones: Se siente mucho mejor, estuvo la mitad de la semana sin dolor, la otra mitad con muy poco dolor, la molestia bajó más de la mitad- se fue sin dolor.

Tratamiento: Agujas de fuego, punción simple detrás de rodilla y 3 punciones en pantorrilla.

3 sesion
Observaciones: Se siente bien, sintió una leve molestia durante la semana pero ya no hay dolor.

Tratamiento: Agujas de fuego detrás de rodilla y pantorrilla.

Se da el alta.

67.- Paciente femenino, 57, cajera.

Motivo de consulta: Dolor en pie, por plantar y dorsal.

Evolución: hace aproximadamente 1 mes comenzó con un dolor en la planta del pie, luego comenzó a dolor el dorso, actualmente al caminar siente un dolor en la planta y al mover los dedos duele el dorso del pie.

Al palpar los pies la zona más dolorosa es por el borde interno, aproximadamente a la altura del escafoides, cunifoides e inicios del metatarso.

1 sesión

Tratamiento: Agujas de fuego, 3 punciones intramusculares en el borde interno del pie.

Observaciones: Después de puncionar, al pedirle que camine, que se pare de puntas, que doble los pies y realice distintos movimientos, dice no tener ninguna molestia.

Se da el alta.

68.- Paciente femenino, 64 años, dueña de casa.

Motivo de consulta: Neuralgia de trigémino.

Evolución: Lleva años con la neuralgia, abarca la mitad de la cara y la lengua, normalmente pasa por periodos de crisis donde cada tanto tiempo el dolor queda fijo.
El dolor es tan intenso que le impide abrir la boca, no puede comer sólidos ni lavarse los dientes.

1 sesión

Tratamiento: Agujas de fuego, punción simple en ATM, masetero, delante de apófisis mastoidea y sobre el centro de la ceja, punción dispersa en borde de la lengua.

Observaciones: Al momento de puncionar el ardor se incrementó, a los 5 minutos el dolor bajó y ya podía abrir la boca con normalidad.

2 sesión

Observaciones: El dolor se ha mantenido bajo, es solo una molestia, ya no tiene problemas para comer.

Tratamiento: Se repite la prescripción anterior.

Se da el alta, se recomienda venir cuando tenga otra crisis.

69.- Paciente masculino, 49 años, ventas.

Motivo de consulta: Artrosis de rodilla.

Evolución: Hace un par de años que comenzó con dolor en la rodilla izquierda, desde entonces pasa por periodos donde tiene mucho dolor, la rodilla se inflama y le duele al caminar.

1 sesión

observaciones: la rodilla se ve inflamada, tiene algunas venas prominentes en los costados.

Tratamiento: Aguja de fuego, punción intravenosa en venas de costado con aguja media, se deja sangrar hasta parar.

Al finalizar el dolor se eliminó completamente, se recomienda realizar ejercicios para fortalecer la rodilla y venir nuevamente si llega a tener otra crisis.

70.- Paciente masculino, 39 años.

Motivo de consulta: Dolor de hombro.

Evolución: Hace 2 semanas durmió mal apoyando todo el peso del cuerpo sobre el hombro izquierdo, al despertar tenia mucho dolor y no logró levantar el brazo, su hermana le aplicó ventosas y eso alivió el dolor, actualmente ya puede mover el brazo pero al realizar elevaciones laterales siente dolor en el trapecio.

1 sesión

Observaciones: El trapecio se siente tenso, al palpar el deltoide anterior refiere tener dolor.

Tratamiento: Aguja de fuego, punción simple, aguja 0,30 x 30 en zona tensa del trapecio, ventosas fijas en deltoide y trapecio.

Al finalizar el dolor se fue completamente.

Se da el alta.

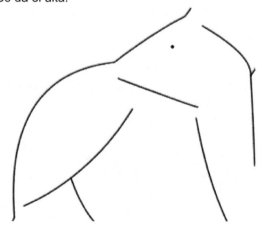

71.- Paciente femenino, 40 años, dueña de casa.

Motivo de consulta: Ciatalgia.

Evolución: Hace años tiene dolor lumbar constante, ha estado en tratamiento con traumatólogos y kinesiólogos, el dolor permanece constante lo único que varía es la intensidad, actualmente el dolor comenzó a irradiarse a la pierna derecha, llega desde el glúteo hasta detrás de la rodilla.

1 sesión
Observaciones: En general la musculatura lumbar y glútea está tensa.

Tratamiento: Agujas de fuego punción dispersa en lumbares y glúteo.

2 sesion:
Observaciones: Prácticamente no sintió dolor durante la semana, el dolor de la pierna desapareció, solo queda una molestia lumbar.

Tratamiento: Agujas de fuego, punción dispersa en zona lumbar.

Se recomienda retomar el plan de ejercicios kinesiológicos para mantener los efectos del tratamiento. Se da el alta.

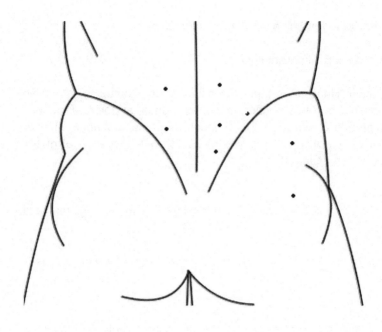

72.- Paciente masculino, 73 años, jubilado.

Motivo de consulta: Ciática.

Evolución: Constantemente siente dolor de la pierna izquierda, el dolor llega desde el gluteo hasta la pantorrilla, la intensidad del dolor varía, en ocasiones tiene crisis de dolor que le impiden moverse.

1 sesión

Observaciones: Tiene tanto dolor que no logra acostarse en la camilla.

Tratamiento: Agujas de fuego con aguja de punta plana, punción simple en oreja, zonas holográficas de lumbares y piernas.

La intensidad del dolor bajó más de la mitad.

2 sesión

Observaciones: El dolor no regresó, se recomienda volver en caso de tener otra crisis.

73.- Paciente masculino, 30 años, minero.

Motivo de consulta: Dolor en parte interna del muslo.

Evolución: El dolor comenzó cuando estaba arbitrando un partido de fútbol, al correr y frenar rápidamente sintió una molestia en el muslo, al terminar el partido no sentía nada, pero al transcurrir de los días sintió una molestia que cada vez se intensificaba más.

1 sesión
Observaciones: Al palpar los aductores de la pierna inmediatamente sintió dolor.

Tratamiento: 4 punciones intramusculares con agujas 0,30 x 30 en Aductores.
Al volver a palpar y solicitar realizar movimientos ya no sentía ninguna molestia. se da el alta.

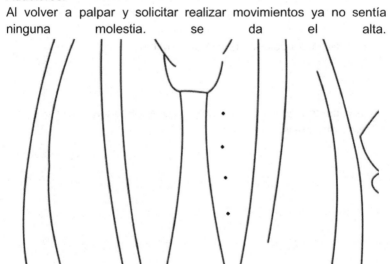

74.- Paciente femenino, 18 años, estudiante.

Motivo de consulta: Quiste sinovial en muñeca.

Evolución: El quiste apareció de forma espontánea, al levantar peso, escribir y realizar otras actividades el quiste genera dolor. Se ubica en la parte dorsal de la muñeca, al aplicar luz directa esta ilumina todo el quiste por lo que se nota que es un contenido líquido.

1 sesión

Tratamiento: Punción con aguja gruesa en centro del quiste, se drena por completo.

Observaciones: Se drenó por completo, se recomienda mantener la zona seca y utilizar vendaje por un mes para evitar que el quiste reaparezca.

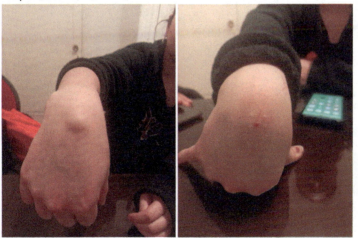

75.- Paciente masculino, 62 años, profesor de matemáticas.

Motivo de consulta: Dolor de rodilla.

Evolución: Hace un mes corrió, después de eso comenzó a sentir un dolor en la rodilla, ahora le cuesta mucho subir las escaleras, casi no se puede agachar, el dolor está en el costado interno de la rodilla, más o menos a la altura del ligamento medial.

1 sesión

Observaciones: Al pedirle que se agache le costó mucho, en especial al pararse.

Tratamiento: Agujas de fuego, punción dispersa en cara interna de la rodilla.

Luego de puncionar y pedirle que se agache ya no hay dolor.

76.- Paciente femenino, 43 años, jefe de facturación.

Motivo de consulta: Dolor lumbar y hombro.

Evolución:

Dolor lumbar, lleva años con el malestar, normalmente está mucho tiempo sin dolor y de pronto viene una o 2 crisis al año, luego el dolor va pasando, en este momento está con una crisis de dolor le cuesta mucho moverse.

Dolor de hombro, comenzó hace algunos meses con el teletrabajo, siente que incrementa cuando está trabajando en el computador, le diagnosticaron tendinosis de supraespinoso, bursitis subacromio-subdeltoideo.

1 sesión

Agujas de fuego punción dispersa con agujas 0,30x 30 en deltoide, trapecio y escápula, aguja de fuego, 4 punciones en lumbares.

Observaciones: El alivio del dolor fue inmediato.

2 sesión

Observaciones: Han pasado 6 meses desde la sesión anterior, se había sentido bien pero ayer estuvo en clases de yoga y eso le provocó mucho dolor de hombro, no ha querido mover el brazo en todo el dia por el dolor, al palpar se siente mayor tensión en la cara posterior del hombro, el dolor se concentra en la cara anterior y lateral.

Tratamiento: Agujas de fuego, punción intramuscular dispersa en cara posterior de hombro y omoplato, ventosas fijas en omóplato.

Al terminar ya casi no dolía el hombro, logra realizar todos los movimientos con normalidad.

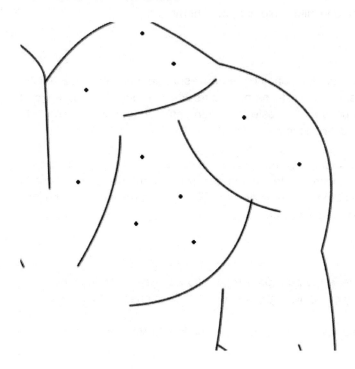

77.- Paciente masculino, 35 años, operador.

Motivo de consulta: Discopatía lumbar.

Evolución: Hace 3 meses sintió mucho dolor lumbar, fue al medico, realizo examenes y le diagnosticaron discopatía lumbar, le indicaron realizar kinesiología y el dolor se fue, a las dos semanas de terminar el tratamiento kinesiológico comenzó a tener molestias en la misma zona del dolor anterior, ahora no es tan intenso pero al realizar algunos movimientos molesta bastante.

Al palpar la espalda se siente la musculatura tensa, en especial en la última parte de la zona lumbar.

1 sesión

Tratamiento: Agujas de fuego, 6 punciones en lumbares.

Observaciones: Las molestias se fueron inmediatamente, se recomienda seguir realizando los ejercicios indicados por el kinesiólogo y si vuelven a aparecer molestias volver para realizar reforzamiento.

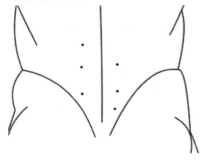

78.- Paciente femenino, 30 años.

Motivo de consulta: Dolor de pie.

Evolución: Lleva aproximadamente un años con un dolor en el pie derecho, el dolor va y viene constantemente, puede estar de 2 a 3 semanas sin dolor y de pronto comenzar a tener dolor en el pie nuevamente, el dolor se concentra en el talón y el dedo meñique, se ha tratado con traumatólogo, le han realizado 3 infiltraciones y ha realizado varias sesiones de kine sin tener mejoría.

Al palpar el pie la única zona en la que siente dolor es en la base del talón, al ir palpando la pierna refiere tener dolor por todo el canal de la vejiga, al palpar la espalda duele mucho la zona lumbar en el lado derecho, me comenta que tiene una hernia lumbar.

Lo más probable es que el dolor del pie sea producto del nervio ciático y no de un problema del pie.

1 sesión

Tratamiento: Agujas de fuego, 4 punciones intramusculares en lumbares.

Observaciones: Se va sin dolor, si la molestia regresa debe volver para continuar el tratamiento.

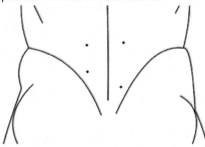

79.- Paciente femenino, 68 años, jubilada.

Motivo de consulta: Ciática derecha.
Otros: dolor de hombros, dolor de rodilla.

Evolución hace un mes aproximadamente que está con mucho dolor en la zona lumbar y pierna derecha, hace 3 días fue a urgencia porque no se podía mover por el dolor de la pierna, actualmente camina con mucha dificultad.

Al pedirle que levante los brazos no logra levantarlos más arriba de su cabeza por el dolor en los hombros.

1 sesión
Tratamiento: Agujas de fuego, 4 punciones intramusculares en lumbares, 3 punciones en deltoides.

Observaciones: El dolor de ciática desapareció, al pedirle que camine lo hace con normalidad, el dolor de los hombros también desapareció, logra levantar los brazos sin problema.

2 sesión
Observaciones: Ya no ha tenido dolor en la pierna pero persiste una molestia en la zona lumbar, tiene una leve molestia en los hombros pero aun así logra levantar los brazos.

Tratamiento: Se repite la prescripción anterior.

Observaciones: Se da el alta, si los dolores regresan debe volver para continuar tratamiento, se recomienda regresar en 2 meses para realizar seguimiento.

3 sesión

Observaciones: Regreso para realizar seguimiento,no ha tenido dolor de hombros, en ocasiones tiene un leve malestar en la zona lumbar.

Tratamiento: 4 punciones en zona lumbar.

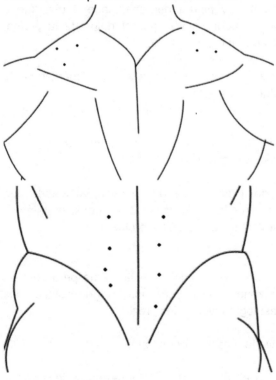

80.- Paciente masculino, 64 años, chef.

Motivo de consulta: Dolor de hombro.

Evolución: Hace 3 meses levantó algo un poco pesado y sintió un fuerte dolor en el hombro, tuvo que ir al médico, donde le indicaron el uso de cabestrillo por 2 semanas y tratamiento farmacológico, actualmente ya no está usando el cabestrillo, ha recuperado algo de movilidad pero aun asi sigue con dolor.

1 sesión

Observaciones: Al pedirle realizar ciertos movimiento siente dolor, no ha recuperado la totalidad de la movilidad, al palpar el hombro no hay dolor, al palpar el omoplato inmediatamente sintió dolor al punto de gritar.

Tratamiento: Agujas de fuego, punción dispersa en omóplato.

Al terminar y pedirle mover el brazo ya no hay dolor y la movilidad es completa.

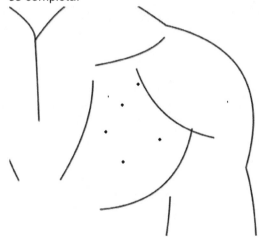

Made in the USA
Columbia, SC
22 April 2025